KB066831

면역
습관

자연 치유력을 깨우는 팬데믹 시대의 건강법

면역 습관

이병욱 지음

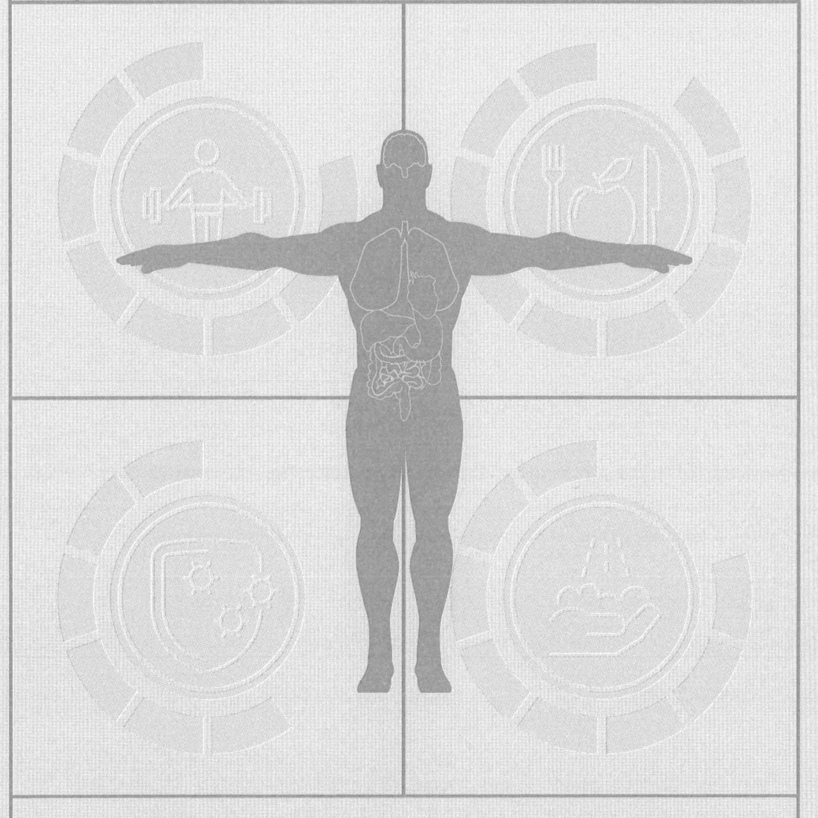

죽을 때까지 끝낼 수 없는 바이러스와의 싸움
개인의 신체, 영양, 감정 면역 상태를 점검하라!

비타북스

들어가는 글

면역력, 일상 속에 답이 있다

2019년 말에 최초 발견된 코로나19 바이러스 감염이 세계적인 팬데믹으로 번지면서 사람들의 일상은 얼어붙었습니다. '코로나 블루*'라는 신조어가 생길 정도로 사람들이 무기력해졌고, 엄청난 사망자와 백신 부작용 사례가 연이어 보도되면서 그 불안감은 여전히 심각한 상태입니다. 이제는 '코로나 레드**' '코

* 코로나19와 우울증의 합성어. 팬데믹 장기화로 우울감을 느끼는 사람들의 심리를 반영하고 있다.

** 감정이 우울을 뛰어넘어 분노가 된 상태.

로나 블랙*'이란 말을 사용하는 단계에 이른 것입니다.

코로나19 팬데믹은 사람들에게 인체 면역력이 얼마나 중요하고 소중한지를 알게 하는 큰 계기였습니다. 집단 면역력을 갖추기까지 아직 안심할 단계는 아니지만, 백신 개발과 접종을 서두르고 있는 현 단계에서는 사람들도 백신을 향한 의심을 거두고 정부 지침에 동참하는 자세가 필요한 것 같습니다.

하지만 백신과 함께 절대 놓치지 말아야 할 부분이 있습니다. 바로 각자의 개인위생과 인체 면역력을 최상의 상태로 유지하려는 노력입니다. 이제 손 씻기, 마스크 쓰기, 거리두기와 같은 기본 위생 개념을 모르는 사람들은 거의 없습니다. 팬데믹 상황이 남녀노소 모두의 위생 수준을 꽤 높였기 때문이죠. 여기에 기본 면역계가 도대체 어떻게 이뤄져 있는지, 바이러스가 우리 몸을 어떤 식으로 공격하는지, 식생활과 운동, 감정 및 스트레스 조절이 어떻게 면역력을 높이는지와 같은 자세한 사항을 배운다면 어떨까요? 이 우울한 팬데믹 상황을 조금 더 긍정적으로 지나갈 수 있을지도 모릅니다.

지역 사회의 의료 방역 시스템이 아무리 잘 갖춰져 있어도 개

* 분노 뒤로 좌절, 절망, 자포자기한 심정이 이어지고 있다.

개인의 건강 상태가 좋지 않으면 바이러스에 감염되는 사람이 내가 될 수도 있습니다. 지금처럼 과학 문명과 교통수단이 발달한 시대에는 전 세계를 자기 생활권으로 생각하고 행동해야 합니다. 지금이야 여행과 이동이 제한적이지만 확진자 수가 어느 정도 잡히면 우리는 다시 세계를 무대로 생활하게 됩니다. 이렇게 자율적인 상태가 다시 오면 개개인의 면역 상태와 위생 관리가 더 중요해질 것입니다.

이처럼 개인 건강은 나와 가족, 사회를 뛰어넘어 한 국가와 세계 건강 상태에도 영향을 미칩니다. 거창하게 말했지만 이런 시대일수록 개인 건강에 집중하는 자세가 필요합니다. 말로만 "건강 좀 챙겨야 하는데" 하는 시절은 오늘로 끝내시길 바랍니다. 인체 면역력을 더 높여서 어떤 전염병 환경에서도 위협받지 않는 몸을 만들어가세요.

건강한 삶은 일상 속에 있습니다. 마찬가지로 면역력을 높이는 방법도 복잡하고 어려운 게 아니라 우리 일상 속 습관 하나하나를 바로잡는 과정일 뿐입니다. 나쁜 습관을 버리고 좋은 습관을 몸에 익혀 꾸준히 실천하는 것, 그 과정 자체가 면역 관리입니다. 감기 같은 소소한 바이러스도, 팬데믹을 일으킬 정도로 심각한 바이러스도 누군가는 감염되어 몸이 심하게 상하지만, 누군가는 감염되더라도 가볍게 지나가거나 아예 감염되지 않습니다. 이 차이는 결국 면역 상태에 달렸습니다. 제가 주로 만나는 암 환자들을 봐도 상황은 같습니다. 암세포와 싸워 잘 이기는 사람이 있는가 하면 투병 과정이 힘겨워 몸과 마음을 저당잡히는 경우도 더러 있습니다.

바이러스 팬데믹 상황이 아니라도 저는 제 환자들에게 몸과 마음의 면역을 항상 강조해왔습니다. 이 책에서 주로 다룬 인체 면역력 높이는 방법, 감정 면역력과 사회 면역력 높이는 방법 등이 독자들의 해부학적인 몸 상태뿐 아니라 심리와 정신 상태까지 건강하게 해줄 안내서가 되어준다면 정말 기쁠 것입니다.

건강하게 사는 데는 일상 회복과 꾸준한 노력이 가장 중요합니다. 저는 우리나라 사람들이 개인위생과 면역력 증강에서도 앞서 나가길 기대합니다. 면역 관리는 각종 질병을 막는 첫걸음이지만 암을 예방하는 포인트이기도 합니다. OECD 국가 중 암 발병률이 가장 높은 우리나라가 일상 면역 관리로 더 건강하고 장수하는 나라가 되길 기원합니다. 행복한 일상과 기쁨, 몸의 건강이 당신과 사랑하는 사람들의 인생을 더 빛나게 해주길 기도합니다. 감사합니다.

이 책의 순서

해부학적 면역력,
이렇게 챙긴다!

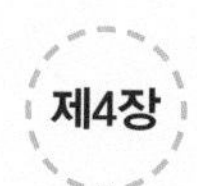

감정 면역력,
이렇게 챙긴다!

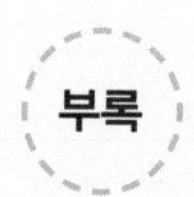

팬데믹 시대의 면역 관리
[노인편]

치료 사례 모음

면역력 중심
보완 통합 치료의 결과

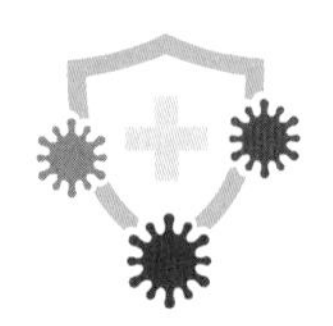

나는 40년 가까이 암 환자들을 만나왔다. 외과 전문의로 있을 때는 15년 동안 메스를 들고 수술을 집도했고 지금은 보완 통합 의학에 근거한 치료법으로 항암 치료 중인 환자들의 일상에 더 깊이 들어가 함께 병을 고민하고 치유 과정을 지켜본다.

몇십 년 전만 해도 보완 통합 의학은 검증되지 않은 치료법처럼 여겨졌다. 하지만 1990년대를 기점으로 동양 의학(한의학)에 대한 선진국의 관심이 높아지며 보완 통합 의학도 조금씩 조명을 받기 시작했다. 이는 서양 의학의 임상 효능이 조금씩 떨어지고 첨단 의료 장비나 기술로도 고칠 수 없는 병들이 늘어났기 때문이다. 나 역시 외과 의사로 환자들을 치료하는 동안 비슷한 딜레마를 겪었다. 항암 화학 요법, 방사선 치료, 수술로도 회복되지 않는 암세포들을 보면서 늘 마음 한구석이 답답했다.

그렇게 서양 의학의 신뢰도는 날로 떨어졌고 사람들은 보완 통합 의학의 식이 요법, 행동 심리 요법, 약물·약제 요법 등에 집중하기 시작했다. 그 영향으로 현재 보완 통합 의학 치료법은 분자 생물학을 기초로 하는 서양 의료 시스템과 병행되는 경우가 많아졌고 공동 연구도 눈에 띌 정도로 늘었다. 현재 많은 학자들이 현대 기술로도 치유할 수 없는 인간 내면 증상을 분석하고 원인을 규명하려 애쓰고 있다.

인체의 신비는 자연 치유력과 면역력을 갖추고 있다는 점이다. 우리는 생명을 유지하기 위해 자기 세포를 보호하는 기능을 타고났고 상처로 세포나 기관이 망가졌을 때 어떻게든 원래 상태로 되돌아가려고 한다. 이렇게 질병을 이겨내려는 면역의 기능과 구조를 극대화하는 게 보완 통합 요법이다. 현재 통합 의학에서 보완 요법을 병행하는 대표적인 예가 암 환자 치유 과정이다. 암 발병 원인이 생활 습관과 스트레스, 면역 이상 등 다양하기 때문이다. 이 밖에 호르몬의 영향을 많이 받는 여성 질환(자궁

내막증, 유방암, 월경통 등), 만성 면역 질환으로 손꼽히는 아토피나 관절염, 기타 퇴행성 질환 등이 있다.

내가 현재 보완 통합 요법으로 암 환자를 치유하고 있는 이유도 마찬가지다. 보완 통합 의학은 치유의 중심에 면역을 두고 있다. 그래서 나는 이제 암 투병 중인 환자들의 식사와 운동 상태를 살피고 면역 증강을 돕는 생활 습관을 처방해 실천하도록 돕는다. 때로는 미술, 음악과 같은 예술을 도구로 활용해 웃음과 눈

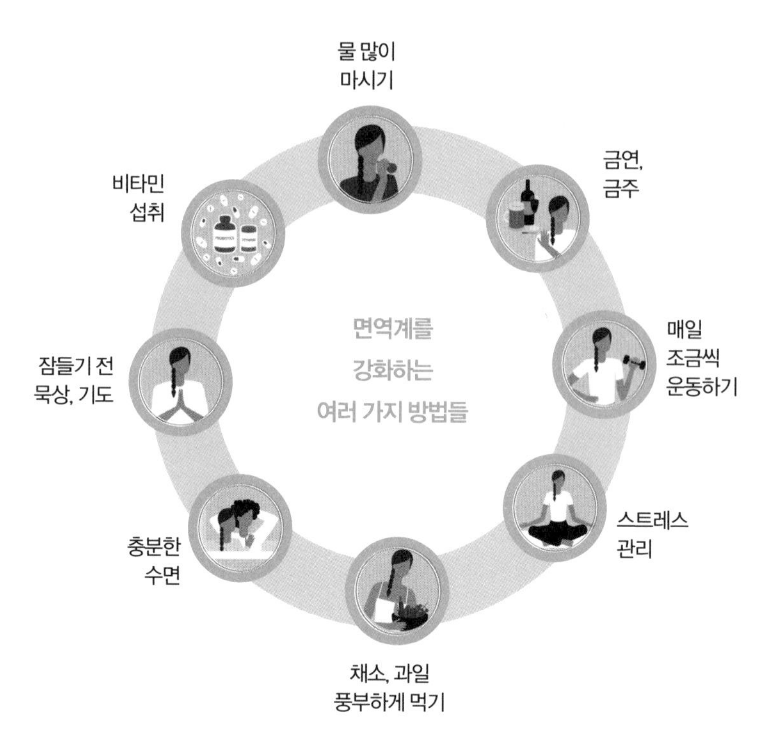

물을 유발하기도 한다. 몸의 건강만큼 중요한 게 마음의 안정과 휴식인데, 잘 웃고 필요할 때 잘 울기만 해도 마음 치유에 꽤 도움이 되기 때문이다.

면역 증강에 필요한 정보나 의학적 지식, 일상에서 실천하는 방법론적인 내용은 앞으로 본문에서 차차 소개할 예정이다. 12쪽 그림은 본문에 등장할 내용을 가볍게 요약한 것이니 참고하자.

뒤이어 나오는 사례들은 그동안 나와 함께 면역 치료, 웃음 치료, 눈물 치료, 식이 요법, 운동 처방 등으로 투병 생활을 이어온 환자들이 어떻게 질병과 싸우고 있는지를 보여주는 증거와도 같다. 유심히 잘 살펴보고 일상 면역력의 중요성을 다시금 깨닫는 계기가 되길 바란다.

• 폐암 _ 70세, 여성

2010년 폐암 진단으로 수술과 항암 치료, 보완 통합 요법을 병행했다. 10년 넘게 가족 치료, 면역 치료, 웃음 치료, 예술 치료(노래 부르기)를 이어가고 있는데, 진료도 가족들과 함께하고 취미 생활을 이어가다 보니 유쾌한 마음을 잘 유지할 수 있었다. 그래서인지 12년째 재발이나 전이 없이 건강한 상태다. 완치 판정을 받았으며 암 검사를 하지 않은지도 7년이 다 되어간다.

• 후두암, 폐암 _ 70세, 남성

후두암과 폐암을 진단받고 항암 치료를 시작했다. 깔끔하고 웃음기가 적은 점잖은 성격인데, 마음속에 스트레스를 쌓아둘 수 있다고 판단돼 웃음 치료와 면역 치료를 처방했다. 웃음을 되찾아서인지 종양표지검사*에서 좋은 결과를 확인할 수 있었다.

검사 결과 | CEA** 수치 1.6 → 1.1

• 유방암, 림프 전이 _ 40세, 여성

유방암 진단, 림프절로 전이가 진행됐다. 수술 및 항암 치료를 실시했고 면역 치료, 웃음 치료, 예술 치료를 병행했다. 종양 관련 다양한 표지가 조금씩 떨어지고 있으며 환자 스스로도 긍정적인 마음으로 치료에 임하고 있다.

검사 결과 | CEA 21.0 → 1.9

CA15-3*** 10.0 → 6.6

간 기능 검사 53/78 → 33/43

* 혈액이나 체액에서 증가하는 물질을 조사하는 검사로 30여 가지 수치를 파악한다.

** 태아성 암 항원 수치. 태아기 때 존재하던 항원은 성인이 되면 소실되거나 극히 미량만 남는데, 암세포가 출현하면 수치가 급격히 올라간다.

*** 상피 세포에서 주로 나타나는 암 항원의 일종으로 암 재발을 확인할 수 있는 지표다.

• 방광암 _ 60세, 남성

방광암으로 수술은 못 하고 내시경으로 시술한 뒤 항암 치료를 받았다. 세포 검사와 초음파 검사 결과, 전체 항암 치료 6 사이클 중 반을 진행했을 때 증상이 호전돼 나머지 3 사이클은 진행하지 않았다. 항암 치료와 동시에 면역 치료, 생활 습관 교정을 시작했는데, 노력의 결과가 검사 수치로 드러났다. 항상 아내와 함께 내원해 치료를 받고 있으며, 조금씩 호전되는 것을 다 함께 기뻐하고 있다.

• 다발 골수종* _ 65세, 여성

다발 골수종으로 진단을 받고 다른 치료 없이 지속적으로 내원해 검사 결과를 확인하는 중이다. 암에 대한 불안한 마음은 없으나 혹시라도 다른 기관으로 전이가 되면 안 될 것 같아서 면역 치료를 희망했던 환자다. 가족 치료, 웃음 치료, 눈물 치료, 면역 치료로 암 투병에 대한 용기와 힘을 얻었다. 처음에는 질문한 것에만 겨우 답하는 정도였는데 이제는 에너지가 밝아져 본인 이

* 면역 물질을 생산하는 세포가 암으로 변해서 '골수종'이라는 생소한 세포로 바뀐 것이다. 골수종 세포는 끊임없이 증식하는 게 특징이며 잦은 출혈과 빈혈을 일으키고 결국 뼈에 손상을 입힌다.

야기를 솔직히 잘 하는 편이다. 가족 간의 갈등이나 형제, 자매 이야기 등 다소 꺼내기 힘든 억눌린 상처를 얘기하며 운 이후 더 평온해진 듯하다.

검사 결과 | M-spike* 34.2% → 33.7%

간 기능 검사 45/48 → 32/33 유지 중

• 담도암, 폐·간 전이 _ 77세, 남성

2007년 담도암 진단 후 폐와 간으로 암세포가 전이되어 여러 차례 수술을 받고 항암 치료를 시작했다. 면역 치료, 웃음 치료, 눈물 치료, 가족 치료 또한 10년 넘게 지속하고 있으며 11년째 재발 없이 건강한 상태를 유지하고 있다. 환자는 반듯하고 자기 관리가 철저할 정도로 예민한 기질을 타고났다. 그러나 보완 통합 요법으로 치료하면서 성격이 여유로워졌고 남편으로서, 아버지로서도 태도가 바뀌어 가족 관계도 화목해졌다. 2020년도 외래 검사 중 재발 의심이 있었지만 단순 염증으로 판명됐다.

* 골수종 단백질인 M 단백질의 분포량.

• 다발 골수종 _ 60세, 여성

2011년 다발 골수종으로 진단받고 2012년 골수 이식 수술을 했다. 가족과 함께 외래로 방문하면서 꾸준히 면역 치료, 웃음 치료, 가족 치료를 받고 있으며 지금까지 재발 없이 좋은 경과를 보여주고 있다.

• 육종암*, 골반강 전이 _ 65세, 남성

육종암으로 장기에 가장 먼저 종양이 발견됐고, 골반강 안으로 전이됐다. 여러 차례 수술을 받고 항암 요법도 실시했지만 더 이상 치료가 불가능하다는 말을 듣고 우리 병원에 내원했다. 본인의 상태를 인지하고 있었기에 면역 치료를 중심으로 시작했고 이후 웃음 치료, 가족 치료, 생활 습관 교정을 추가해 상태를 지켜봤다. 현재는 종양 크기도 줄었고 전체적으로 조금 상태가 안정되었다. 현재는 항암 치료와 나머지 보완 통합 치료를 함께 받고 있다.

검사 결과 | 종양 크기가 직경 4cm 이하로 줄어듦

---

* 실질 장기(폐, 간, 장 등)와 뼈, 피부를 제외한 비상피성 조직(지방, 근육, 림프관, 혈관, 인대, 신경 등)에서 발생하는 모든 종류의 암.

• 유방암, 림프절 전이 _ 65세, 여성

2013년 유방암을 진단받았고 림프절로 전이돼 수술했다. 남편과의 관계가 힘들어 그게 내면에 큰 상처를 입혔는데, 웃음 치료와 눈물 치료를 받으며 마음 상태가 많이 호전됐다. 남편과의 관계도 좋아졌고 서로 위하는 부부로 발전했다. 주기적으로 초음파 검사를 받으며 재발 유무를 확인 중이지만 아직까지는 좋은 상태를 유지하고 있다.

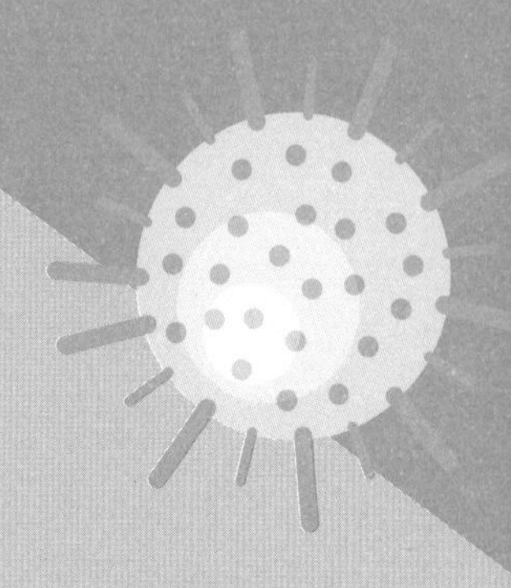

제1장

면역과 바이러스의 관계를 알아야 한다

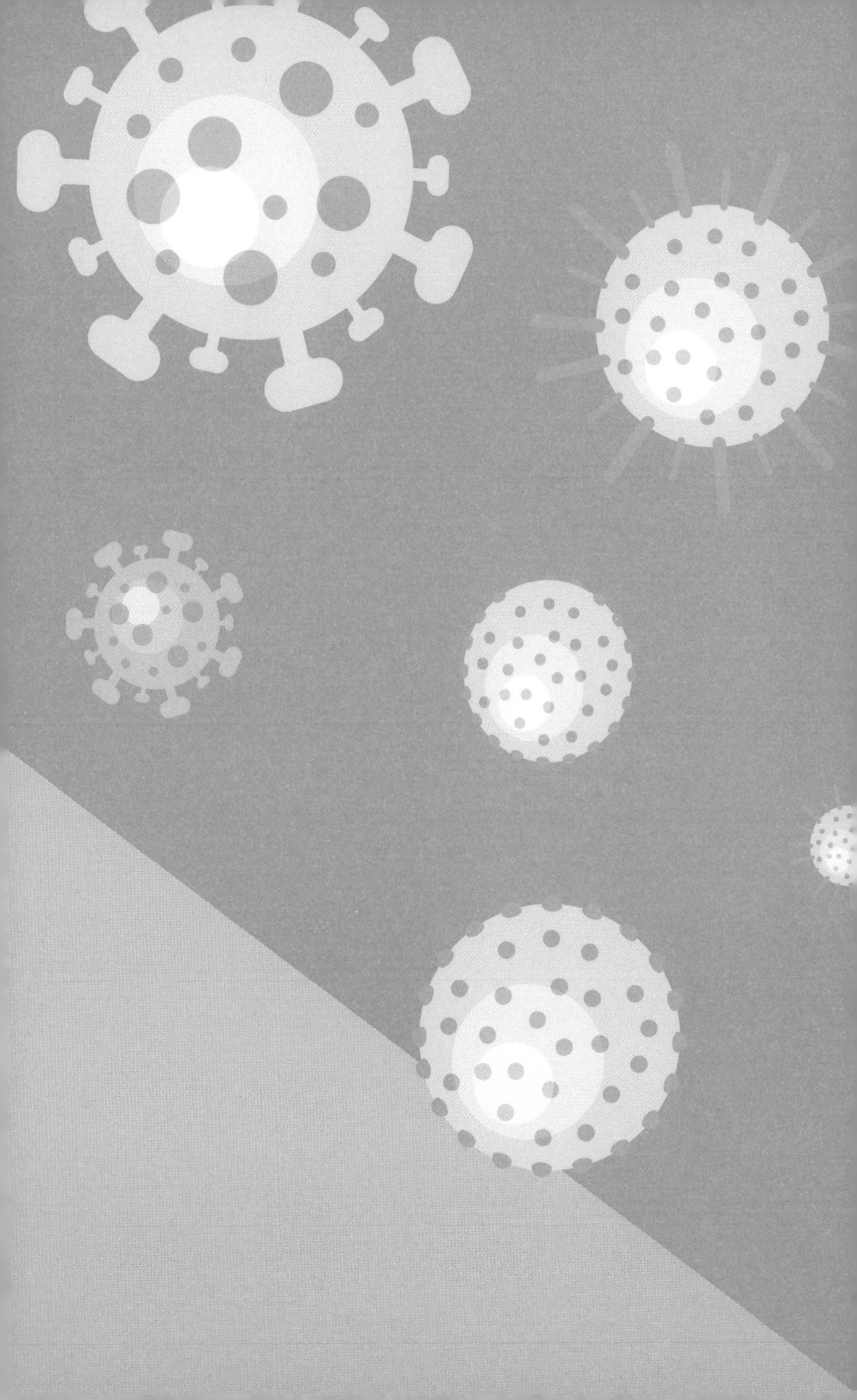

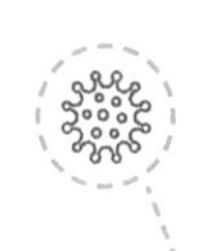

코로나 바이러스에 감염되는 진짜 이유

개인 면역과 개인위생이 더 중요한 시대

인류의 역사는《총, 균, 쇠》를 쓴 재레드 다이아몬드 Jared Diamond의 견해를 빌리지 않더라도 어떤 관점에서 보면 생존을 위해 균주와 겨뤄 온 '싸움의 역사'라 해도 과언이 아니다. 인류는 수많은 감염증으로 고통을 받았지만 지금까지 생존해 인류 문화를 이루었다.

1980년 세계보건기구(World Health Organization, WHO)는 천연두 바이러스 박멸을 선언했지만 아직도 감염증, 바이러스와의 싸움은 끝나지 않았다. 오히려 점점 더 심각해졌다. 20세기 항생제 발견으로 세균 감염은 줄었다고 하지만 인구 및 대량 운송 증가, 공중위생의 악화, 열대우림 개발 같은 악조건은 감염증 상황을 악화시켰다. 게다가 항생제 오남용은 균주의 내성을 키우는 결과를 낳았다. 1992년 당시 미국질병통제예방센터(Centers for Disease Control and Prevention, CDC) 소장 데이비드 새처David Satcher 박사는 '신종 전염병 출현'이라는 표현을 썼다. 하지만 그 뒤로도 20여 년간 새로운 종류의 감염증이 계속 나타났다.

이후 세계적인 팬데믹 즉, 유행하는 감염증에 대비해 세계무역기구(World Trade Organization, WTO)와 미국정부과학자협회는 1993년 9월 국가 간 감시, 공조 체제를 맺기로 한다. 이듬해 CDC와 WHO는 정식으로 감염증에 대해 경고했다. 이런 배경으로 본다면 새로 등장한 코로나19 바이러스COVID-19도 신종 바이러스에 속한다.

하지만 1967년 마버그 바이러스를 신형 바이러스 원점이라 보는 학자도 있다. 에볼라 바이러스*와 간염 바이러스**처럼 발

* 1976년 현 콩고민주공화국 에볼라강 인근에서 최초 발견된 바이러스 감염증. 집단 괴질을 유발하며, 아프리카에서는 그 이후로도 출혈과 열을 동반하는 감염 환자가 속출했다.

** 감염되면 간염을 일으키는 바이러스로 A, B, C, D, E, G형 바이러스로 나뉜다. 예방 백신이 존재하는 종류도 있고 아직 개발 중인 것도 있다.

병률이 높고 치명적이었기에 매우 심각하게 받아들이는 분위기였다. 어쨌든 이런 바이러스의 출현은 인류가 바이러스 주거지를 침범해서 나타났다는 연구가 지배적이다. 열대우림 산림에 서식하는 박쥐나 쥐, 원숭이 같은 자연 숙주를 통해 신형 바이러스에 감염되는 것이다. 어떻게 이런 일이 가능할까? 바로 자연과 인류 사이의 방어막이 무너졌기 때문이다. 그 원인으로 인구 급증과 그로 인한 농경 면적 확대 및 대규모 산림 벌목, 가뭄과 같은 자연재해 등을 꼽을 수 있다. 산업화, 도시화는 결국 인간 스스로 바이러스 영역을 뚫고 들어가게 했다.

인류는 이제 대규모 바이러스와 공존하고 있다. 코로나 바이러스는 치료제가 없다, 치사율이 높다, 백신 개발이 어렵다 등등 사람들을 불안에 빠뜨리는 말들이 온·오프라인에서 매일같이 들려온다. 2020년도 이후 지금까지 우리가 느끼는 이 현실 공포가 감염증의 심각성을 증명한다. 더군다나 변종 바이러스도 하루가 멀다고 발견된다.

앞으로도 변종 바이러스가 계속 출현한다면 인류는 마땅히 그에 맞는 대비를 해야 한다. 코로나19 바이러스의 경우 지금까지 발견된 변이 균주와 바이러스는 알파(영국), 베타(남아프리카 공화국), 감마(브라질), 델타(인도)이다. 이 바이러스는 새로운 환경에 적응해 살아남기 위해 더 강해지고 있다. 이렇게 내성이 생긴 종들은 계속 변이하면서 새로운 균주를 만들어낼 것이다.

세계인은 이제 자율적으로 여행하고 비행기나 선박을 이용해 어디든 자유롭게 이동한다. 때문에 바이러스도 지구 반대편에 가 닿는 데 수일, 수 주밖에 걸리지 않는 시대가 됐다. 이렇게 넓은 지역에 걸쳐 전염병이 유행하는 현상을 팬데믹이라 한다. 인류의 발전을 동반한 환경 파괴가 계속되는 한 바이러스와 인간의 대립 관계도 이어질 수밖에 없다. 실제로 바이러스는 점점 종류가 다양해지고 있으며, 적응력이 강해서 인간에게 치명상을 입히는 경우도 생겼다. 인류와 바이러스 공존을 위한 방편 모색은 그만큼 중요해졌다.

소아마비나 홍역처럼 백신 개발로 전염 문제를 일단락지을 수도 있다. 그러나 변이, 변종 바이러스가 지금처럼 연거푸 생겨난다면 백신은 무용지물이 되고 팬데믹 사태는 더 심각해질 것이다. 그런 면에서 나는 개인 면역력, 개인위생이 점점 더 중요한 시대가 될 것이라 내다본다. 감염 이후 사람의 몸속에 계속 잠복해 있는 바이러스는 자연 숙주가 아닌 인간을 매개로 정착하고자 한다. 새로운 숙주에 적응하기 위해 과도하게 증식하기 때문에 사실상 바이러스 근절은 매우 어렵다고 볼 수 있다. 많은 학자들 역시 거의 불가능에 가깝다고 이야기한다.

개인 면역 및 위생과 함께 뒷받침돼야 할 부분은 개인과 사회, 국가 간의 공조이다. WHO 기관의 감시와 나라별 정보 교환 등도 조기 대응에 매우 중요한 역할을 한다. 한 예로 중국 우한시의 지난해 코로나19 대처 상황을 떠올려보자. 중국과 WHO는 대규모 확산이 일어나기 전에 이 폐렴 증상을 미숙하고 안이하게 대처했고, 유행이 시작된 초기만 해도 진행 상황을 투명하게 공개하지 않았다. 그 결과 현재까지 세계 인구 400만 명에 가까운 사망자가 속출했다. 하지만 2004년 12월 초, WHO는 이미 신형 독감으로 적게는 200만 명, 많게는 5,000만 명의 사망자가 발생할 수 있다는 통계 자료를 발표했었다. 실제로 2007년 3월에 발병한 조류 인플루엔자는 지금도 동남아·아프리카 지역을 중심으로 유행하고 있는데, 특히 조류 인플루엔자 H5N1형은 베트남, 태국, 캄보디아, 인도네시아, 중국 등을 거쳐 동남아 전역으로 전염이 확대됐다. WTO에 보고된 278건 중 165건이 사망과 관련이 깊었고 치사율은 60%였다.

물론 이보다 훨씬 전에도 4,000만 명 이상의 희생자를 낸 독감이 존재했다. 바로 1919년 스페인 독감이다. 이 전염병은 감염자의 면역력을 떨어뜨리고 계속해서 변이 바이러스를 만들어

냈다. 인류는 20세기에만 네 차례의 팬데믹을 경험했다. 1차 세계대전으로 나온 사상자가 1,000만여 명이었던 것에 비해 20세기 독감 대유행은 훨씬 더 많은 사상자를 발생시킨 것이다.

인체 면역력이 무엇을 바꿀까

다행히 인체에는 면역력이 있다. 신체 내부에 면역 시스템이 잘 갖춰져 있거나 병원균과 대항할 항체가 넉넉하면 감염 질환*에 잘 걸리지 않고, 설령 암을 앓고 있다 해도 극복이 조금 유리한 상태가 된다. 반대로 면역이 떨어지면 우리 몸은 상재균의 공격으로도 쉽게 무력화될 뿐 아니라 외부에서 침투하는 바이러스 공격도 막아낼 수 없다. 그러니 바이러스나 특정 균에 감염되었다면 현재 내 몸의 면역력이 외부 미생물의 공격을 감당할 수 없는 상태임을 의미한다.

면역 시스템을 더 자세히 들여다보자. 앞서 설명했듯 면역력은 외부에서 침입하는 세균, 바이러스, 곰팡이균과 같은 이물질로부터 몸을 지키는 방어 시스템이다. 이 시스템은 크게 선천 면

* 균, 바이러스, 곰팡이, 기생충 등을 원인으로 일어나는 모든 질환.

역과 후천 면역으로 나뉘는데, 선천 면역은 말 그대로 선천적으로 가지고 태어난 면역이다. 부모에게 물려받은 유전자가 기본 면역계를 이루고, 태어난 이후 환경에 적응하면서 새로운 면역 체계를 형성하면 그것이 곧 후천 면역이 된다. 후천 면역은 환경에 대응하며 바뀌기 때문에 획득 면역이라고도 부른다.

가령 꽃가루와 진드기 같은 물질은 인류가 개체를 거듭할수록 유전자에 면역 기억으로 저장된다. 꽃가루가 눈으로 들어왔을 때 콧물, 재채기, 눈물 등을 유발해 인체를 방어했다면 항원에 반응한 항체가 자연스럽게 인체 내부에 생기는 것이다. 재미있는 것은 후천 면역으로 생긴 체계는 미래에 태어날 아이에게 또다시 선천 면역으로 물려줄 수 있다는 점이다. 즉, 면역계는 인체를 공격하는 이물질을 거부하거나 맞서 싸워 이기면서 면역력을 획득한다. 이렇게 키운 면역력이 결국 바이러스 공격을 막아낼 유일한 힘이 된다.

코로나19가 전 인류를 팬데믹에 빠뜨린 원인도 그만큼 면역력이 낮은 사람들에게 치명적인 바이러스였기 때문이다. 앞으로 이와 비슷한 팬데믹이 언제, 어떤 형태로 찾아올지 알 수 없는 노릇이다. 감염 질환에 맞서기 위해서는 인체 면역력을 키우는 것 말고는 달리 방법이 없다.

면역력을 키우는 것은 곧 방어 시스템이 정상 작동할 수 있는 몸을 만드는 것과 같다. 너무 뻔한 소리처럼 느낄 수도 있겠지만 손 씻기, 세안하기, 양치질하기, 목욕하기 등은 몇 번을 강조해도 아깝지 않은 개인위생 관리법이다. 지금부터는 이 외에 일상 속에서 실천할 수 있는 여러 가지 면역 관리법을 조금 더 구체적으로 설명해보려 한다.

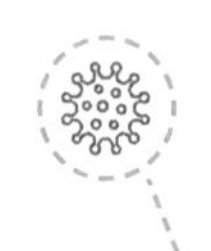

병을 이기는 몸, 자가 면역에 주목하라

면역력은 최고의 의사이자 최고의 치료법

의학의 신이라 불리는 히포크라테스는 '면역력은 최고의 의사이자 최고의 질병 치료법'이라고 했다. 그만큼 인체는 자연 치유력과 면역력을 누구나 갖추고 있다. 다만 면역 상태는 개인차가 있다. 면역력이 약한 이는 강한 균주나 바이러스의 공격을 이겨내지 못한다. 몸의 면역력이 균의 증식과 증폭을 따라가지 못하기 때문이다.

현재 우리나라 방역 수칙으로 가장 강조되는 것은 모두가 알고 있는 마스크 착용과 손 씻기 같은 개인위생 관리다. 그리고 사람들이 밀집해 있는 장소 혹은 집단 감염이 일어난 장소를 피하는 것 즉, 거리두기다. 이와 함께 검역을 강화한 조치는 다시 생각해도 지혜로운 결정이었다.

팬데믹 시대가 아니더라도 일상생활에서 습관을 바꾸는 것이 곧 면역력을 높이는 일이다. 잘 씻어서 세균의 침투를 막는 일부터 피로가 쌓이지 않도록 수면의 질을 관리하고 금연, 금주, 적절한 운동으로 스트레스를 해소한다면 면역 세포는 충분히 건강한 상태를 유지할 수 있다. 한 가지 더, 나는 환자들에게 감정 면역력을 키우는 습관도 함께 강조한다.

교과서에 적힌 정답 같은 이런 방식들이 도대체 면역계 작동과 무슨 연관이 있을까 의아한 사람들도 있을 것이다. 하지만 면역 세포와 자율신경을 두루 살펴보면 면역계의 구성을 더 쉽게 이해할 수 있다. 최근에는 유전학, 분자 생물학 같은 연구가 활발해 질병의 원인을 유전자 이상에서 찾기도 하지만, 의학계는 여전히 상당수의 질병이 생활 습관에 기인한다고 보고 있다. 지금부터 면역계를 더 깊이 들여다보기로 하자.

우리 몸의 면역계는 여러 형태의 세포 및 조직으로 구성되어 있다. 혈관과 림프관으로 온몸이 연결되어 있으며 인체 면역계는 흉선, 비장, 골수, 림프절로 구분이 가능하다. 또 백혈구는 다

면역 세포의 종류

백혈구	
다핵백혈구(과립구)*	호중구, 호산구, 호염기구
림프구**	B세포, T세포, NK세포, 헬퍼 T세포, 서프레서 T세포, 킬러 T세포
단핵백혈구***	마이크로파지(탐식 세포)

* 혈액, 조직을 두루 돌아다니며 세균이나 이물질을 소화·분해하는 백혈구로 전체 중 65%를 차지한다.

** 전체 백혈구 중 25% 정도를 차지하며 항체 형성, 바이러스 감염 세포 및 종양 세포 용해와 같은 면역 반응에 관여한다.

*** 단핵 세포라고도 부르며, 백혈구 중 4~8%를 차지한다. 외부에서 침입한 병원균을 소화하는 식세포 작용을 한다.

핵백혈구(과립구), 림프구, 단구로 이뤄져 있다. 이런 면역 세포는 서로 정보를 교환하면서 세균이나 바이러스 같은 각종 이물질, 종양 세포의 공격을 막아 우리 몸을 보호한다.

그렇다면 이런 이물질은 어떻게 몸속으로 들어올까? 공기 중에는 세균이나 바이러스, 곰팡이 등 질병을 일으키는 수많은 병원체가 떠돌아다닌다. 공기 속 미생물들은 보통 호흡을 통해 코와 입으로 들어온다. 혹은 물과 음식을 타고 장으로 유입되기도 하고, 다른 사람과의 접촉으로 입과 손, 피부, 눈을 통해 침입해 세포를 공격한다. 이런 공격을 방어하는 시스템이 면역이다.

질병이란 곧 면역 체계가 제대로 작동하지 않아서 생긴다. 이물질이 몸속으로 들어왔을 때 가장 바빠지는 것은 백혈구다. 백혈구 속 면역 세포가 전방위적으로 활동하면 우리는 쉽게 병에 걸리지 않는 몸이 된다. 참고로 이물질과 싸우는 백혈구는 혈액 1m^3에 4,000~8,000개가 있다. 비교적 큰 이물질은 과립구가 처리하고 그보다 작은 것은 림프구가 처리한다. 바이러스 크기는 세균의 10분의 1보다 더 작은데, 이때 림프구는 부착 분자를 이용해 바이러스를 붙잡아 처리한다.

면역 반응 과정을 살펴보면 백혈구의 관리는 곧 질병을 이기는 큰 힘이 된다. 재미있는 사실은 면역 세포를 보유한 백혈구

암세포를 공격하는 림프구 면역 세포

NK세포	주로 암세포나 바이러스 감염 세포를 공격하는 림프구 세포로, 퍼포린이나 그랜자임 같은 물질을 내뿜어 암세포를 공격한다.
NK T세포	NK세포와 마찬가지로 암세포나 바이러스 감염 세포 등 이상을 초래한 자기 세포를 공격한다.
B-1세포	B세포의 한 종류로 암세포나 노화한 세포, 말라리아에 감염된 세포처럼 이상이 생겼을 때 재빠르게 항체 생산을 시작한다.
킬러 T세포	헬퍼 T세포의 명령을 받아 암을 공격하는 림프구. 암세포에 직접 달라붙어 이물질을 사멸한다.

수와 면역력은 마음 상태와 관련이 깊다는 것이다. 여기서 말하는 마음은 자율신경계를 의미한다. 다핵백혈구, 림프구, 단구로 구성된 백혈구의 전체 비율은 이 자율신경계의 지배를 받는다.

교감신경				부교감신경
확장	←	**기도**	→	수축
상승	←	**혈압**	→	하강
촉진	←	**심장 박동**	→	억제
이완	←	**위**	→	수축
억제	←	**소화**	→	촉진

자율신경계는 우리 몸을 이루는 약 70~100조 개에 달하는 세포의 기능을 조절하고 각각의 기관을 지배한다. 예를 들면 심장 박동이나 위와 장의 운동 같은 기능이 모두 자율신경의 역할이다. 무의식중에 일어나는 호흡과 순환, 대사, 체온 조절과 소화, 분비 등 인체의 기본 활동이 모두 이 자율신경에 달렸다 해도 과언이 아니다. 자율신경계는 크게 교감신경과 부교감신경으로 나뉜다. 우리 몸이 활발히 움직이고 있을 때는 교감신경이 우세하고 쉬거나 자면서 긴장이 풀렸을 때는 부교감신경이 우세한

상태가 된다. 즉, 길항작용* 으로 몸의 균형을 유지한다.

우리 몸은 교감신경과 부교감신경이 마치 시소를 타듯 오르락내리락하며 긴장하고 이완하면서 균형을 이룬다. 그렇기에 내 몸이 보내는 신호에 귀 기울이면 자율신경의 균형, 몸의 전체적인 평정을 지킬 수 있게 된다. 가장 먼저 알아챌 수 있는 자율신경계 이상은 잘못된 생활 습관으로 인해 불균형이 찾아왔을 때다. 몸의 균형을 바로잡으면서 면역력도 키우는 습관을 잘만 실천하면 감염증도 암도 충분히 극복할 수 있다.

* 길항작용(拮抗作用, antagonism)은 생물체 내 현상에서 두 개의 요인이 동시에 작용할 때 서로 그 효과를 상쇄하는 것이다. 이렇게 해 몸의 항상성을 유지한다.

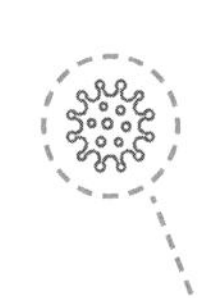

자율신경계가 면역을 높인다

우리의 몸은 긴장과 이완으로 균형을 찾는다

자율신경계는 두뇌의 지시를 받지 않고 인체의 항상성homeostasis을 유지하는 신경계다. 외부 바이러스가 침투했을 때 면역 세포가 활발히 활동하는 것도 항상성 유지의 일환이다. 그래서 항상성을 극대화하면 면역력도 함께 증가한다. 반대로 말하면 항상성이 무너질 때 즉, 자율신경계의 균형이 깨졌을 때 면역력은 감소한다.

교감신경과 부교감신경의 활동을 좀 더 자세히 들여다보기로 하자. 교감신경은 쉽게 말하면 위급한 상황에 대처하는 신경이다. 놀랄 만한 상황이 생겼거나 긴장 상태일 때 몸은 어떻게 반응하는가? 심장 박동이 빨라지고 혈압과 호흡이 증가한다. 부교감신경은 반대로 편안한 상태일 때 활성화된다. 잠자거나 쉴 때 인체는 근육으로 많은 양의 혈액을 보내는데, 이렇게 하면 근육에 쌓인 피로가 풀린다. 위장관은 소화를 촉진해 혈압, 심장 박동수가 안정되는 등 몸을 전체적으로 이완시킨다.

호르몬 작용도 눈여겨볼 필요가 있다. 교감신경이 우세한 환경일 때는 신경 말단에서 아드레날린* 을 분비하는데, 이 과정으로 우리 몸은 세균을 없애는 과립구를 늘릴 수 있다. 반대로 부교감신경이 우세할 때는 아세틸콜린** 이 분비되어 림프구가 증가한다. 이 두 신경이 균형을 이루어야 결국 면역이 증가하고 건강이 유지된다.

쉬운 예로 감기를 떠올려보자. 정상적인 몸은 감기 바이러스가 체내로 들어와 세포를 공격할 때 신경으로 면역이 떨어졌다는 신호를 보낸다. 그러면 부교감신경이 활성화돼 혈관을 확장

* 스트레스 상태일 때 교감신경 말단에서 분비하는 호르몬으로 뇌와 근육의 혈관을 확장하고 스트레스 반응과 직결되지 않은 다른 기관(소화 활동)의 혈관은 수축한다.

** 신경 전달 물질 중 하나로 신경의 자극을 근육에 전달하는 역할을 한다. 혈압을 낮추고 심장 박동도 억제한다.

스트레스에 따른 신체 내부 반응(교감신경 우위)

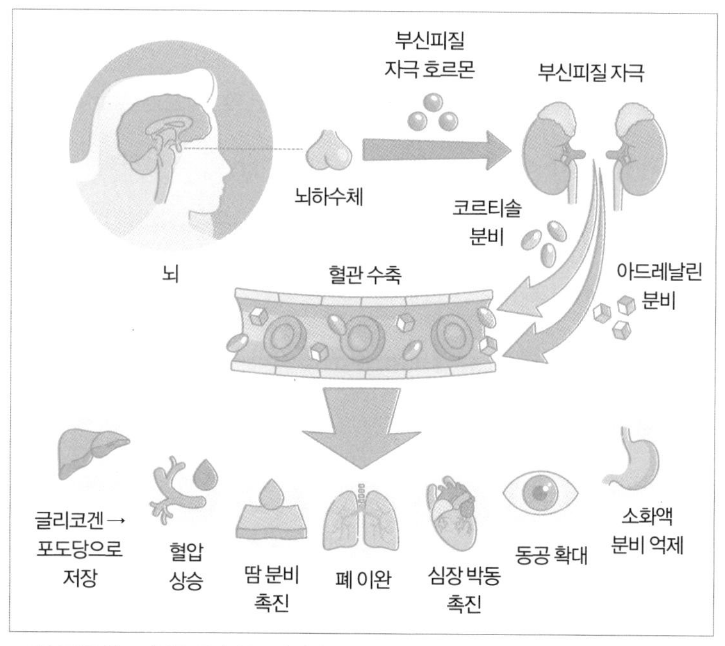

교감신경 우위 = 과립구 증가, 부교감신경 우위 = 림프구 증가

하고 면역 세포를 감염 부위로 보내 자가 치유를 시작한다. 콧물, 재채기, 발열 등의 증상을 거친 뒤 몸이 충분히 이완되면 그때부터 우리는 몸이 다 나았다고 느낀다. 이렇게 면역을 높이려고 세포들이 활동하는 전 과정이 자율신경계의 역할이다.

하지만 과립구와 림프구가 적절한 비율을 유지하지 못하면 오히려 면역력이 현저히 나빠진다. 가령 과립구가 너무 많으면 오히려 활성 산소를 내뿜어 몸속의 정상 세포까지 공격해 노화, 질병 등을 일으킨다. 림프구 역시 지나치게 많으면 이물질에 예민하게 반응해 알레르기 질환이 생긴다. 면역 세포는 대식 세포 5%, 과립구 50~65%, 림프구 35~41% 비율이 적절하다.

자율신경계의 항상성 기능이 무너지는 원인은 여러 가지가 있지만 현대 사회의 경우 스트레스를 빼놓을 수 없다. 정신적, 심리적 트라우마가 결국 면역력을 떨어뜨리는 결과를 가져온다. 지속적인 스트레스로 자율신경계의 균형이 깨졌을 때 인체 면역 체계는 정상적으로 작동할 수 없는 상태라 볼 수 있다. 이 상태에서 세균이나 바이러스 같은 유해 물질이 체내로 유입되면 조절 T세포가 제 기능을 상실해 공격하지 말아야 할 세포 표면의 세포 단백질(자기 유래 단백질)을 마구 공격하게 된다. 그러면 몸은 계획에 없던 염증 반응이 늘어나고 신체 기능이 떨어지면서 만성 장애가 생긴다. 바로 자가 면역 질환이 발생하는 것이다.

면역 체계가 아군과 적군을 구분하지 못해 생기는 신체 현상인 프렌들리 파이어Friendly Fire 현상* 은 바이러스 유래 단백질 구

* 전쟁 때 아군을 적군으로 오해해 총을 쏴 쓰러뜨리는 일들이 종종 일어나는데, 이를 빗댄 표현이다. 자가 면역 질환의 과정도 프렌들리 파이어 현상과 유사하다.

면역계 자가 항원의 부적절한 반응

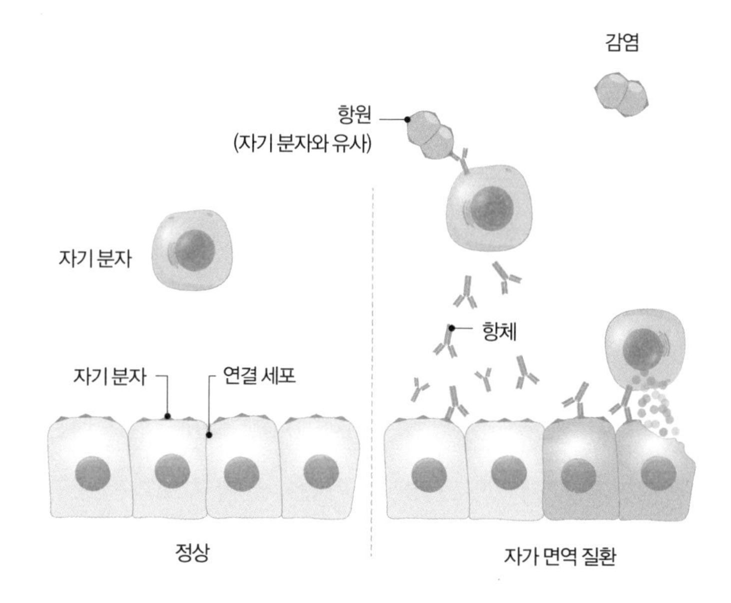

조가 자가 단백질 구조와 유사할 때 주로 자가 면역 세포까지 이물질로 인식한다. 이 과정으로 잘못된 항체가 형성되면 류마티스 관절염, 전신 홍반 루프스, 궤양성 대장염, 크론병, 하시모토병 등이 생길 수 있다.

바쁜 현대 사회는 과거와 비교해 스트레스와 불균형한 식생활, 환경 호르몬, 약물 남용 등 면역계의 균형을 무너뜨리는 요인이 많아졌다. 그로 인해 알레르기 비염, 아토피 피부염, 갑상선염 등을 앓는 사람들은 지속적으로 증가 추세다. 십 대, 이십 대에 탈모, 우울증 같은 질병을 겪는 비율도 점점 높아지고 있는데, 한 혈액 검사 결과가 이런 사회 극단의 모습에 경종을 울렸다.

정서적 학대를 받아온 이십 대를 대상으로 혈액을 채취해 성분을 검사한 결과 스트레스에 반응하는 코르티솔 호르몬이 필요 이상으로 증가한 상태였다. 이 호르몬이 분비되면 몸은 스트레스 자극에 대응하기 위해 최대의 에너지를 내려고 준비한다. 문제는 스트레스가 다스려지지 않으면 결국 호르몬 과잉으로 혈압, 혈당이 높아져 면역이 저하된다는 점이다. 코르티솔은 보통 나이가 들면 자연스럽게 분비량이 늘어나 노화를 촉진한다. 실제로 이 실험군은 실제 나이와 다르게 면역력이 사오십 대 수준에 머물렀다. 2018년에 아이슬란드대학교와 스웨덴 카롤린스카대학교 의과대학이 공동 연구한 결과도 비슷했다. 정신적인 스트레스와 트라우마가 심한 사람들 100만 명을 30년간 조사했더니 이들 중 자가 면역 질환이 생긴 비율이 정상인보다 30~40% 높았다.

코르티솔 호르몬은 적절히 분비되면 탄수화물과 단백질, 지방의 대사를 촉진하지만 과잉이 되면 오히려 면역 세포인 T세포, NK세포의 활성을 방해해 면역 시스템을 둔화시킨다. 정신적 스트레스가 장기간 이어졌을 때 불평, 불만, 미움, 증오, 화, 원망,

우울 같은 감정이 강해지는 이유도 혈액 중 코르티솔 농도가 높아져 신체의 모든 감각 기관이 그만큼 예민해지기 때문이다.

항상성을 깨뜨리는 또 다른 요소로는 과로와 저체온증이 있다. 6개월 이상 만성 피로를 앓고 있는 사람의 경우, 자율신경계를 비롯한 면역 체계가 완전히 망가졌을 확률이 높다. 실제로 인체는 체온이 1도 정도 떨어지면 면역력이 30% 정도 감소한다는 보고도 있다. 피로로 신체 균형이 무너졌다고 느껴질 때 우선 몸을 따뜻하게 해주는 게 효과적이다. 정상 체온은 36.5~37.2도인데, 37도 정도로 유지하기를 추천한다. 암세포 증식이 잘 되는 최적의 체온이 35~35.5도 정도라고 하니 이 점도 기억해두자.

면역력은 이십 대를 정점으로 해 삼십 대부터 조금씩 떨어지다가 사오십 대 이후 위태로워진다. 오십 대 암 발병률이 갑자기 높아지는 것도 노화의 영향이다. 교감신경과 부교감신경의 조화가 크게 무너지는 게 노화의 특징이라고도 할 수 있다. 하지만 인체 내 환경과 스트레스를 꾸준히 관리하면 해부학적 연령 및 노화는 얼마든지 늦출 수 있다. 건강 상태가 좋지 못한 이삼십 대도 물리적인 나이보다 면역계 관리가 더 중요하다.

부교감신경이 과도하게 우위를 차지하면 나타나는 현상

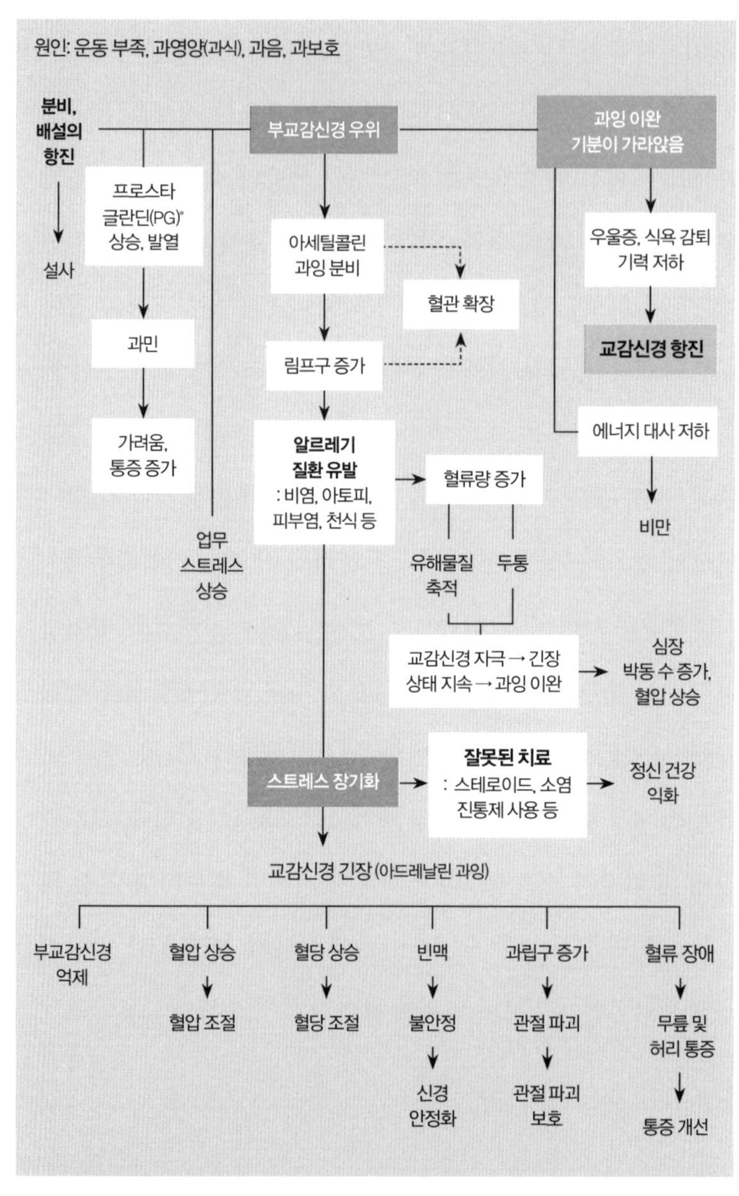

* 강력한 생리 활성 호르몬. 혈관의 수축 및 확장, 염증 반응 조절, 발열 조절, 혈소판 응집의 촉진 및 저하 등에 관여한다.

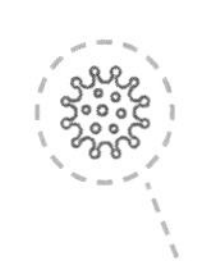

스트레스 반응을 이해하라

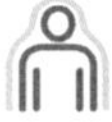

적당한 스트레스는
생활의 활력,
만성 스트레스는 질병으로

인간은 태어남과 동시에 스트레스 환경에 노출된다. 인체는 새로운 상태를 맞았을 때 자신의 몸을 환경에 적응시키기 위해 계속해서 노력을 기울이기 때문이다. 이 스트레스 이론을 주장한 이는 오스트리아 출신 캐나다 내분비학자 한스 셀리에Hans Selye다.

스트레스 학설은 동물 실험의 실패로 발견된 신체 반응이기도 하다. 그는 난소 추출물(호르몬)의 영향을 알아보기 위해 쥐에게 일정 기간 이 추출액을 주사했는데, 부신 비대, 위·십이지장 궤양, 림프계 위축 증상이 발견됐다. 그때까지 알려진 난소 호르몬의 영향과는 꽤 달랐기에 그는 새로운 호르몬을 발견한 줄 알고 동물 실험을 계속했다. 그런데 난소 호르몬, 다른 장기 추출액, 묽은 소금물 등을 주사해도 결과는 같았다. 추위나 더위, 신체 자극 및 상처, 과로 등의 결과도 마찬가지였다. 그는 1936년 이 연구 결과를 과학 저널 〈네이처〉에 소개했다. 인체는 장기간 외부 자극을 받으면 항상성이 깨져 호르몬 분비 이상이 생기는 등 '모든 변화에 대해 비특이성 반응'을 일으킨다는 보고였다.

셀리에의 이론처럼 인체에서 일어나는 이상 반응이 궤양, 부신 비대 등으로 동일하다 해도 유발 원인은 너무나 다양하다. 신체 내부의 변화, 환경이나 기후 변화, 생각의 달라짐 등 다양한 요인이 스트레스로 작용할 수 있다. 그는 스트레스 저항성을 크게 경보 단계, 저항 단계, 소진 단계로 구분했다. 스트레스 상황에 몸이 저항하기 위해 뇌하수체 호르몬이 분비되지만, 장기간 반복적인 스트레스가 이어지면 저항성은 점점 증가(저항 단계)하다가 곧 제대로 반응하지 못하는 소진 단계로 이행한다.

그러나 미국의 심리학자 라자루스Arnold Allan Lazarus는 같은 스트레스 요인이라도 받아들이는 사람에 따라 긍정적으로 작용하기도 한다고 보고했다. 즉, 스트레스를 긍정적 스트레스eustress

와 부정적 스트레스distress로 구분한 것이다. 당장은 부담스러워도 적절히 대응하면 향후 삶이 더 나아지거나 은근한 긴장이 오히려 동기부여가 되는 스트레스가 바로 긍정적 스트레스다. 반대로 자신의 대처나 적응에도 불구하고 상황이 호전되지 않아 스트레스가 몇 개월간 이어지는 것, 그래서 불안과 우울, 근심, 좌절감 등을 일으키는 것은 신체에 이상 반응을 가져오는 부정적 스트레스다.

그렇게 보면 인간이 겪는 모든 일상은 언제나 스트레스를 동반한다. 다만 그 스트레스가 적절한 긴장을 조성해 생산성과 창의력을 높이는지, 부정적 영향을 미치는지로 나뉠 뿐이다. 참고로 인체는 급성 스트레스에 대처할 시스템을 이미 갖추고 있다. 앞에서 여러 번 강조했던 자율신경계다. 뇌가 스트레스에 반응하면 뇌하수체, 부신피질이 신호를 보내 교감신경을 자극하는 것이다. 흥분, 위협, 불안 등의 감정을 느끼기도 하지만 항상성에 문제가 없다면 곧이어 부교감신경이 협력해 몸과 마음을 원상태로 돌려놓는다. 이 과정은 오히려 뇌와 몸을 단련해 사회성, 공감 능력을 키우기도 한다.

이처럼 적절한 스트레스는 삶에 활력이 된다. 그러니 면역력을 높이기 위해서는 일상 속 스트레스와 공존의 길을 모색할 필요가 있다. 스트레스의 부정성을 잘 다스려 완충 작용을 기대하는 방법을 택하는 것이다.

보통 우리가 겪는 스트레스는 역할에서 오는 경우가 많다. 부모와 자녀, 교사와 학생, 직장 내 상사와 부하 등은 각자가 처한 상황에 따라 각기 다른 스트레스가 있을 것이다. 어찌 보면 대인관계 자체가 스트레스 요인 중 큰 비중을 차지하는 셈인데, 이와 달리 사회 요인이 스트레스 지수를 높이기도 한다. 오염된 환경, 배기가스, 미세먼지 같은 것들이다. 2019년도 말부터 쭉 이어지고 있는 코로나19 팬데믹도 사회 요인 중 하나로 볼 수 있다.

이 사회 요인이 유발한 스트레스로 몸속에 암세포가 생기기도 한다. 각종 환경 호르몬을 포함한 음식물, 오염된 식수 및 대기, 각종 화학 물질 등이 인체 내 침입 인자로 들어올 때 면역계는 방어 기제를 발휘하는데, 이 시스템의 한계를 넘어서는 유해 물질이 자가 면역 세포를 공격하면 세포 속 유전 인자의 변형을 초래한다. 암세포는 이런 비정상적인 세포 증식이 몇 년 혹은 수십 년 지속되었을 때 생겨난다.

굳이 암까지 가지 않더라도 다양한 사회적 요인이 만성 스트레스를 가져왔을 때 몸이 호소하는 가장 대표적인 이상 반응은 순환기 질환(고혈압, 동맥경화, 협심증 등)이다. 순환기는 피의 순환을 담당하는 심장, 동맥, 정맥, 모세 혈관, 림프관 등의 기관들이다. 스트레스가 만성화되면 교감신경이 우세한 상태가 오랜 기간 이어지면서 혈관 수축 상태도 좀처럼 개선되지 않는다. 혈액은 몸 전체를 순환하며 필요한 곳에 산소와 영양을 공급하고 노폐물을 실어와 몸 밖으로 내보내야 하는데, 혈관이 좁아지면 당연히 혈류 흐름이 나빠지고 순환도 현저히 저하된다. 이렇게 교감신경, 부교감신경의 균형이 깨지면 사람들은 점점 우울한 감정에 지배당하고 소화기 질환, 내분비 질환, 정신 질환 등 어떤 질병이 생겨도 이상하지 않을 상태가 된다.

스트레스로 인해 생길 수 있는 각종 질환

호흡기 질환	기관지 천식, 두드러기, 결핵, 후천성 면역 결핍증 등
소화기 질환	역류성 식도염, 기능성 소화 불량, 과민성 장 증후군, 기능성 복통 등
내분비 질환	당뇨병, 식이 장애(거식증, 폭식증 등), 신경성 식욕 부진, 갑상선 기능 이상 등
정신 질환	외상후 스트레스 장애, 재난 증후군, 다한증, 안면 홍조증, 탈모, 건선, 습진 등
비뇨기 및 산부인과 질환	불임, 발기부전, 만성 전립선염, 산후 우울증, 만성 골반통, 기능성 자궁 출혈, 무월경, 월경 전 증후군 등
구강 질환	편평태선, 구내염, 급성 괴사성·궤양성 치은염, 이갈이, 측두 하악 관절 장애 등
근골결계 질환	근막 통증 증후군, 섬유성 근육통 증후군 등

어떤 종류든 부정적 스트레스가 장기간 이어져 몸이 이상 반응을 보이기 시작했다면 가장 먼저 과로를 피해야 한다. 몸을 혹사하면 면역력이 더 떨어져 스트레스에 대한 저항성이 감소하기 때문이다. 앞서 말했듯이 적절한 스트레스 반응에서는 교감신경계가 활발히 활동하며 저항성이 증가하는데, 이 과정을 통해 우리는 몸과 마음의 면역을 키울 수 있다. 새로운 상황에 잘 적응하거나 한두 번 경험한 일에 어느 정도 노련함이 생기는 것도 저항성이 제 역할을 하고 있다는 증거다. 하지만 과로로 저항성이 소진되면 생리적 불균형은 더 심해진다.

스트레스 이론을 주장한 셀리에는 "스트레스에서 완전히 자유를 얻는 것은 죽음"이라고 말했다. 즉, 스트레스는 없애는 게 아니라 적절히 관리하는 게 최선이다. 그래야 자율신경계의 균형을 유지할 수 있다. 신체적, 환경적, 심리적 스트레스 요인을 잘 파악하고 있으면 관리가 좀 수월하다.

유형별 스트레스 요인

신체적 스트레스	과로, 피로, 수면 부족, 상처나 통증, 긴장성 두통, 월경 불순 등
환경적 스트레스	환경오염, 배기가스, 미세먼지, 경제적 결핍 등
심리적 스트레스	불안, 우울, 근심, 좌절감, 인간관계로 인한 미움·짜증 등

스트레스 환경일 때 사고방식에 변화를 주는 말

- 나는 잘하고 있어
- 이 정도 쯤이야
- 다 잘될 거야
- 그럴 수도 있지
- 내 탓이지만 다들 이해해줄거야
- ○○ 탓이지만 내가 이해해야 해
- 이 관계도 분명 회복될 거야
- 가정이 있는 것이 참 기쁘지
- 내가 웃으면 가족들도 웃을 거야
- 내가 웃으면 직장 동료들도 웃을 거야
- 그래, 웃자
- 정 안되면 울면 돼
- 스트레스는 살아있다는 증거야
- 이 또한 지나가리라

내적, 외적 스트레스 상황에 놓이면 우리는 자기도 모르는 사이 자극적인 음식을 찾거나 흡연, 음주 등 강한 자극을 원하게 된다. 하지만 스트레스의 원인과 그에 따른 신체 반응을 유기적으로 이해하고 있으면 대처 방식을 달리할 수 있을 것이다.

인체의 심리는 불평, 불만, 시기, 질투, 미움, 화 같은 부정적인 감정이 높아지면 고민과 긴장이 이어지면서 분노를 조절할 수 없는 정신적 불균형 상태에 놓이게 된다. 이런 마이너스 감정은 면역을 떨어뜨리는 요인이 될 수 있으니 감정 조절에도 각별히 신경을 쓰자.

부정적인 감정을 그때그때 해소하기 좋은 몇 가지 생활 습관을 추천하자면 첫 번째가 자기만의 시간을 갖는 것이다. 명상이나 독서, 묵상을 할 만한 시간을 마련해 실천하면 마음을 정리할 수 있고 간단히 현재 상황을 메모하면서 우선순위를 정해보는 것도 도움이 된다. 아무 계획 없이 백화점에서 쇼핑하거나 TV를 시청하는 것, 산책이나 운동, 친구를 만나 수다를 떠는 것도 좋다. 스트레스 요인에서 한 발짝 떨어져 다른 활동에 몰두하는 시간은 스트레스를 완화하는 데 효과적이다.

오늘부터 웃음을 처방합니다

성경 속 잠언에는 "무릇 지킬 만한 것보다 더욱 네 마음을 지켜라. 생명의 근원이 이에서 남이니라"라는 말이 있다. 나는 이 말처럼 마음을 지키는 일이 결국 면역과 건강으로 연결된다고 믿고 있다. 매사에 낙관적이고 항상 웃으며 살아갈 수는 없겠지만 긍정적인 마음을 유지하려 노력하는 태도는 건강한 삶의 필수 덕목인 셈이다.

일본 쓰쿠바대학교에서도 긍정적인 마인드 즉, 웃음의 효과를 검증한 실험이 이뤄졌다. 유전자를 연구하는 무라카미 가즈오 박사는 이 실험으로 웃음이 혈당치를 떨어뜨린다는 사실을 증명했다. 보통 교감신경이 우위에 있을 때 혈당치가 올라가는데, 이는 스트레스 호르몬이 증가하면서 인슐린 작용*을 억제하기 때문이다. 하지만 웃음은 교감신경이 아닌 부교감신경을 자극한다. 그래서 부교감신경이 우위를 차지하면 인슐린이 제대로 분비돼 혈당을 낮추는 것이다. 혈액 속 포도당 농도가 옅어지면 순환이 좋아져 림프구가 증가하는 효과도 기대할 수 있는데, 이 과정이 곧 면역으로 연결된다. 웃음은 또 바이러스 감염 세포나 암세포를 공격하는 NK세포를 약 6배 정도 늘리는 효과가 있다. 면역 세포 중 하나인 NK세포는 유일하게 암세포와 정상 세포를 구별해 공격하는 것으로 알려져 있다.

앞에서도 강조했듯 스트레스는 생활 습관의 변화, 마음가짐이 중요하다. 사실 요즘처럼 코로나19 현황이 매일같이 심각하게 전달되는 상황은 그 자체로 스트레스를 유발한다. 하루 몇 명의 확진자가 발생했는지, 변이 바이러스 감염자가 어느 정도 비율을 차지하는지 등 부정적인 소식을 접하는 데다 마스크 쓰기와 거리두기를 유념하느라 누군가 가까이 다가오기만 해도 심리적

* 인슐린 호르몬은 혈액 속 포도당 농도(혈당)가 높을 때 작용해 이를 낮춘다. 반대로 글루카곤은 저혈당 상태일 때 분비돼 간에 저장된 다당류가 포도당을 생성하도록 촉진해 혈당을 높인다.

스트레스가 면역에 미치는 영향

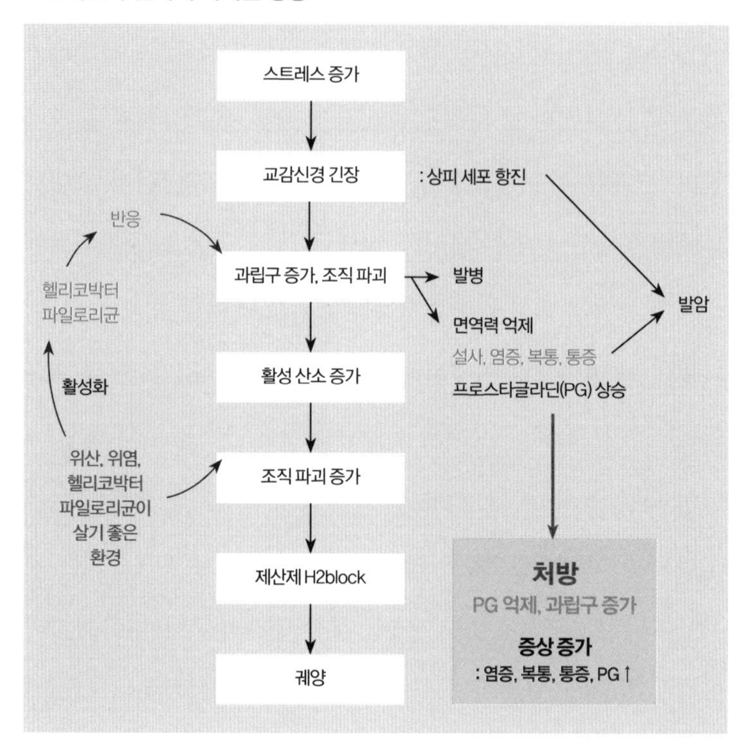

으로 위축된다.

스트레스를 완화하려면 문제를 희석하고 부정적인 생각을 누를 필요가 있다. 가장 먼저 걱정 중 90% 이상은 현실이 되지 않는다고 말해주고 싶다. 그러니 백신을 맞고 부작용이 생기는 경우가 있지만 내게는 일어나지 않을 거라고 믿어보자는 것이다.

누군가는 태평하다고 말할 수 있겠지만 좋은 방향으로 생각하는 사람들은 실제로 바이러스와 맞서 싸우는 자연 살해 세포의 기능이 강한 편이라고 한다. 평소 스트레스를 극복하는 데 도움이 됐던 것들을 떠올리는 것도 좋은 방법이다. 나를 웃게 하는 것, 힘을 주고 위안이 되는 것 등을 상기해보자.

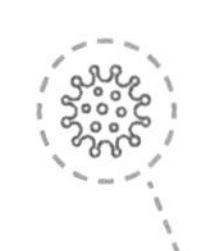

백신보다 중요한 팬데믹 시대의 면역 습관

마스크와 손 씻기는 최고의 백신

코로나19 바이러스는 박쥐에서 유래했다. 참고로 사스는 사향 고양이, 메르스는 낙타를 통해 사람에게 전이됐다. 사실 코로나 바이러스는 동물 종간 이동이 없다고 보고되었지만, 학자들은 이번 코로나19 바이러스가 중간 매개 숙주 동물과 섞였다가 인간에게 감염된 사례로 분석하고 있다.

덕분에 코로나19 팬데믹 이후 세계 곳곳에서는 백신 개발에 여념이 없다. 화이자, 모더나, 아스트라 제네카, 얀센 등 다국적 기업인 제약회사들이 발을 벗고 나섰다. 백신으로 바이러스에 대항할 항체가 생긴다면 더없이 좋을 것이다. 하지만 코로나19 바이러스는 코 점막, 인후두 점막과 같은 상기도에서 이미 감염을 일으키는 것으로 확인됐다. 바이러스가 혈액을 타고 돌며 감염을 일으키는 것이 아니라면 백신이 100% 유효하다고 장담할 수는 없다는 얘기다.

또한 돌연변이 즉, 변이 균주가 발생하면 백신은 그야말로 무용지물이 될 가능성이 크다. 변종이 일어나면 상기도에 붙어 있으려는 능력이 100배는 더 강해질 테니 말이다. 그도 그럴 것이 코로나19 바이러스는 인체 내에 존재하는 공생 바이러스와 형태가 유사하다. 아주 생소한 바이러스가 침입하면 쉽게 항체가 형성되지만, 5~10% 정도 염기 서열만 다를 뿐 90~95%가 일치하다 보니 항체가 잘 만들어지지 않는다. 한 예로 브라질에서는 한 사람에게서 변종 균주가 10여 개나 발견되기도 했다.

감염증의 확산 속도가 더뎌지기 위해서 사회는 집단 면역을 갖춰야 한다. 감염 후 회복한 사람, 예방접종으로 면역력이 생긴 사람이 과반이 되면 추가 감염자가 생기더라도 지금 같은 거대한 확산은 막을 수 있다. 하지만 우리나라의 경우 초기 방역 지침을 잘 준수한 덕분인지 영국이나 프랑스, 독일 등 유럽 국가가 팬데믹으로 국경을 봉쇄했던 데 비해 개인위생, 거리두기를 최우선으로 준수하며 일부 이동이 가능했다. 그 때문에 2020년 6~8월 초 항체가 검사* 를 실시한 결과, 다른 국가보다 항체 보유율(0.1% 미만)이 현저히 낮았다.

우리나라가 현재 백신 보유에 총력을 기울이고 있는 이유는 집단 면역을 기대하기 어려운 상황이기 때문이다. 백신은 특정 병원체에 대항할 후천 면역을 의약품 형태로 몸속에 주입하는 것이다. 백신을 접종하면 면역 체계가 자연 감염 경로대로 활성화되고 T세포, B세포, 항체 등이 병원체를 물리치려고 준비한다. 하지만 지금 세계는 2020년 10월 인도에서 발생한 델타 변이에 이어 알파 변이(영국), 베타 변이(남아공), 델타 플러스 변이(델타 변이의 변종) 등을 맞이하며 긴장하고 있다. 백신이 개발된다 해도 변이가 계속된다면 몸은 제대로 된 방어를 할 수 없을 것이다.

우리나라가 코로나19 발생 초기부터 지금까지 강조하는 마스크 착용, 손 자주 씻기, 세수 및 양치질 등의 개인위생 관리는 사실 면역 실천 중 가장 기본이라 할 수 있다. 바이러스는 감염을

---

* 의심 증상도 없고 진단 검사도 받은 적 없는 숨은 코로나19 감염자가 집단 내에 얼마나 있는지 확인해보는 검사.

일으키기 전에 이미 몸 어딘가에 존재하기 때문이다. 이렇게 개인위생을 철저히 관리하면 가족과 사회의 면역력을 높일 수 있고 전염병의 확산을 어느 정도 방어할 수 있다. 특히 기저 질환이 있는 경우에는 더 주의해야 한다. 암, 당뇨, 고혈압, 만성 질환, 심장병이 있는 사람과 노인 등은 바이러스 저항력이 현저히 떨어진 상태라 볼 수 있다. 방역 당국이 강조하는 KF80, KF94, 비말 마스크 중 사람들 밀집 지역에서는 바이러스 차단율이 높은 KF94를, 다소 안심할 수 있는 장소에서는 비말 혹은 KF80 마스크를 착용하는 등 지혜를 발휘하자.

마스크를 쓰는 이유가 세균과 바이러스, 곰팡이가 코나 입으로 들어가는 것을 차단하기 위함인 것처럼 손을 씻는 과정이나 세수도 마찬가지다. 일상생활 속에서는 누구나 외부 미생물을 100% 차단할 수 없다. 세균, 바이러스, 곰팡이, 미세먼지 등이 손등이나 눈 주변, 코 주변에 묻어 있으면 몸 안으로 들어가는 게 훨씬 유리해진다. 세균이 공기 1cc당 10^5(10만) 개 이상일 때 세균성 질환이 발현된다. 손을 씻는 일은 세균이 10^5 개 이하가 되도록 환경을 다스리는 방법이다.

코로나19 팬데믹 이후 감기로 병원을 찾는 환자가 대폭 줄었다고 한다. 아마도 마스크와 손 씻기로 감염 확률이 낮아졌기 때문일 것이다. 평소 수시로 손을 씻으면 바이러스뿐 아니라 미세먼지의 피해도 줄일 수 있다.

세계보건기구 부설 국제암연구소는 2013년 미세먼지를 벤젠, 석면과 동급인 1급 발암 물질로 분류했다. 미세먼지는 입자 크기가 10마이크로미터(㎛), 초미세먼지는 2.5㎛ 이하인 먼지이다. 1㎛는 1미터를 1백만 분의 1로 쪼갠 크기로 육안으로는 절대 볼 수 없는 미립자다. 인체 모공이 대략 20~25㎛, 머리카락 굵기가 50~75㎛이니 얼마나 작겠는가. 미세먼지는 알레르기성 각막염이나 결막염, 피부염의 원인이 되기도 하고 기관지염이나 폐렴을 일으킬 수도 있다. 심각한 경우 뇌경색과 뇌출혈, 협심증 등 뇌혈관 질환이 생기기도 한다.

손은 되도록 자주 씻기를 권한다. 그때그때 손 세정제를 사용하는 것은 지혜로운 방법이다. 나는 보통 환자들에게 알코올 겔 형태로 된 세정제를 추천하는 편인데, 손가락이나 손바닥이 가렵거나 붉어졌을 때는 사용 횟수와 한 번 사용할 때 세정제 양을 조절해야 한다. 비누 자체도 충분히 소독 효과가 있으니 부작용이 생겼을 때는 비누로 대체하자. 요즘은 세정제 사용이 오히려 피부에 꼭 필요한 균까지 없앤다는 정보도 들린다. 하지만 세정제는 손에 있는 유해균을 보호하는 정도의 소독 효과만 있으니 예민하게 반응할 필요는 없는 것 같다. 우리나라 방역 당국이 권장하는 손 씻기 방법을 참고해 손을 항상 깨끗이 유지하자.

면역을 높이는 손 씻기 방법

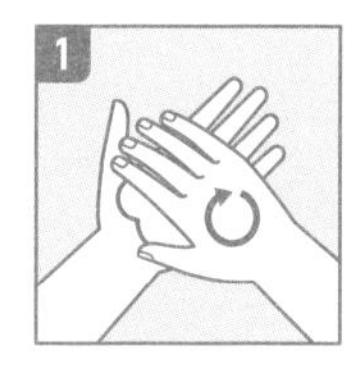

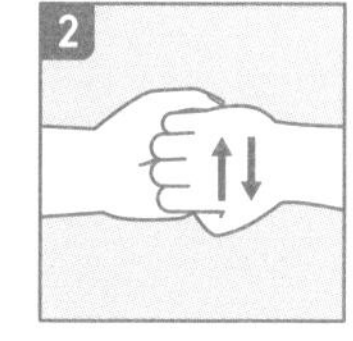

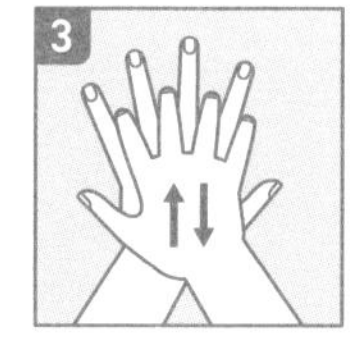

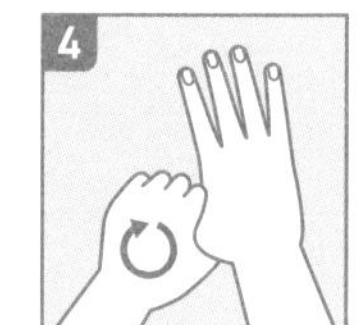

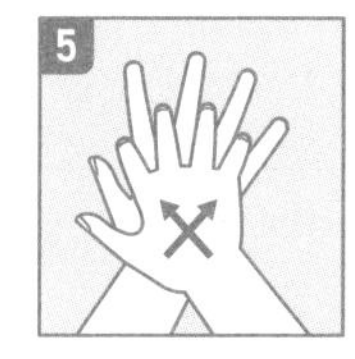

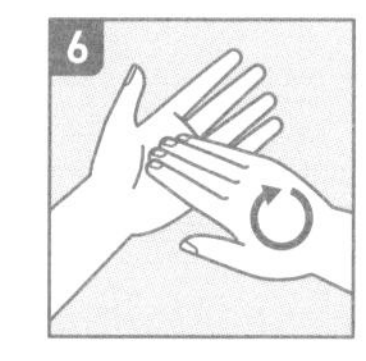

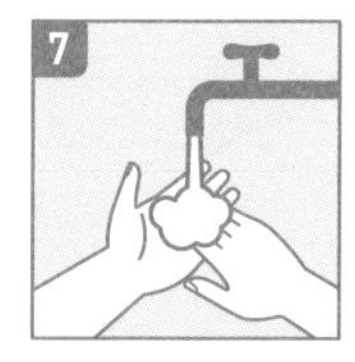

1 세정제를 적당히 덜어 손바닥과 손바닥을 마주 대고 문지른다.

2 손가락을 주먹 쥐듯 마주 잡고 문지른다.

3 손등과 손바닥을 마주 대고 문지른다.

4 엄지손가락을 각각 반대쪽 손으로 쥐고 문지른다.

5 손바닥끼리 마주 대고 깍지를 끼고 문지른다.

6 손톱 밑 살 부분을 각각 반대쪽 손바닥에 올리고 문지른다.

7 흐르는 물로 깨끗이 씻어 물기를 닦는다.

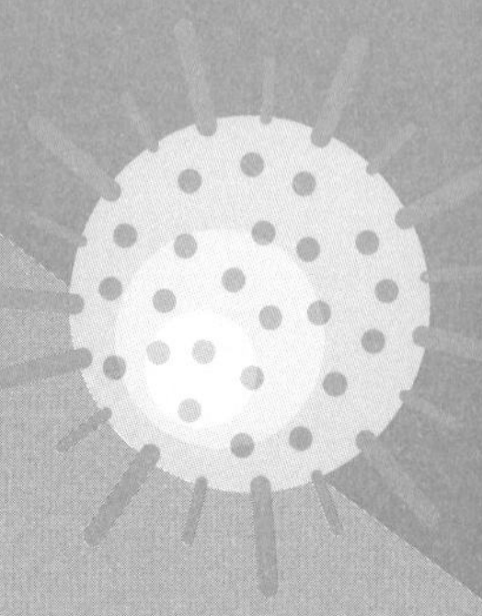

제2장

삶의 영역에서 면역의 힘을 끌어내다

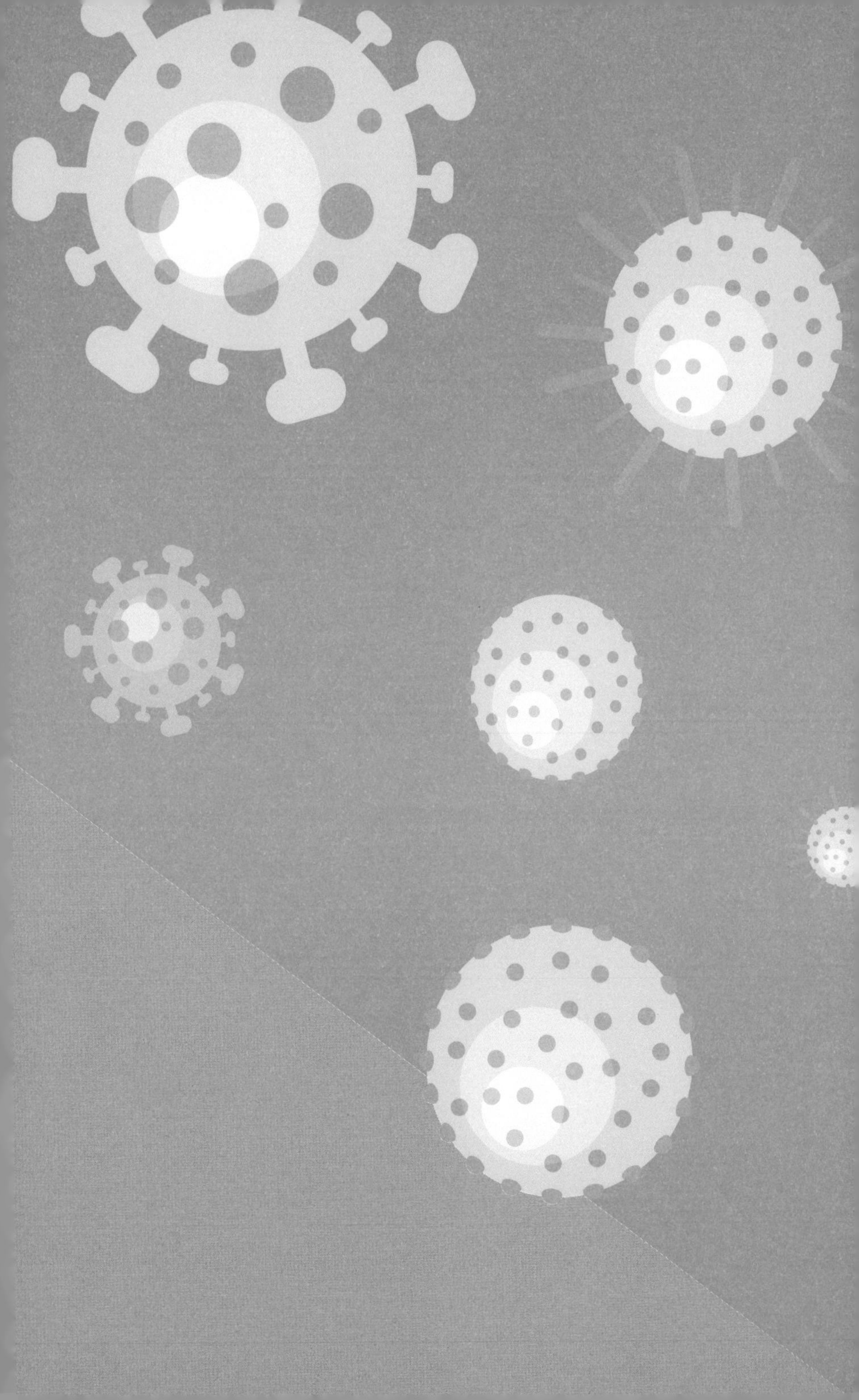

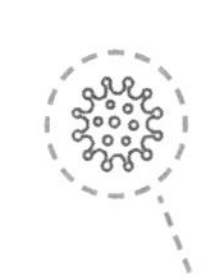

생활 습관 리셋

자가 면역을 높이는 습관, 낮추는 습관

인류는 지금까지 흑사병(페스트), 천연두, 결핵, 나병, 장티푸스, 콜레라, 말라리아, 스페인 독감 등 여러 차례 팬데믹을 경험했다. 이 상황 가운데 대부분은 공포에 떨었고 예상보다 많은 이들이 죽음을 맞이했다. 특히 1347~1351년 사이에 유행한 페스트는 당시 유럽 전체 인구(약 6억 명) 중 3분의 1의 목숨을 앗아갔다. 1989~1990년에 일어난 스페인 독감은 팬데믹 기간 1년 동안 5천만 명의 사망자를 냈다.

아직도 치사율 높은 전염병이 주기적으로 유행하고 있지만 어떤 사람은 감염되었다가도 가볍게 앓은 후 회복하고 누군가는 생명이 위독해지거나 심한 경우 목숨을 잃는다. 코로나19 바이러스도 마찬가지 양상을 보인다. 앞에서 여러 번 강조했듯 개개인의 면역력 차이 때문이다. 코로나19가 종식해도 다른 이름의 팬데믹이 또 찾아올 텐데, 이를 이겨낼 힘은 면역력밖에 없다.

선천 면역이 생후 5세 전후로 결정된다고 하면 우리가 기대하고 관리할 수 있는 영역은 후천 면역이다. 그중 내가 추가로 강조하고 싶은 부분은 신경계와 면역계의 상호 관계를 중시하는 심리 신경 면역학Psychoneuroimmunology 관점이다.

이 이론이 바로 자율신경계의 균형이 면역계 기능 향상으로 이어진다는 논리다. 그래서 인간의 행동과 심리 상태를 중시하고 습관 개선으로 얻을 수 있는 건강 증진에 대해 설명한다. 실제로 심리 신경 면역학 분야에서는 면연력 상태가 우울증, 치매, 노화와 같은 정신 질환의 발병에 미치는 영향을 밝히려는 연구가 계속되고 있다.

심리 신경 면역학 분야에서도 스트레스에 주목한다. 스트레스가 높을수록 쉽게 바이러스에 감염되고 염증 질환과 대사증후군, 암 같은 지독한 질병에 걸릴 확률이 증가하기 때문이다. 그러므로 평소에 몸의 면역력과 위생 환경을 유지해 바이러스든 암

세포든 이겨내는 면역계를 갖추는 것이 우선이다. 나 또한 지금부터 면역 증가를 위해 개선하면 좋을 습관을 소개할 텐데, 이것들은 대부분 스트레스 관리에 도움을 줘 결과적으로 면역력을

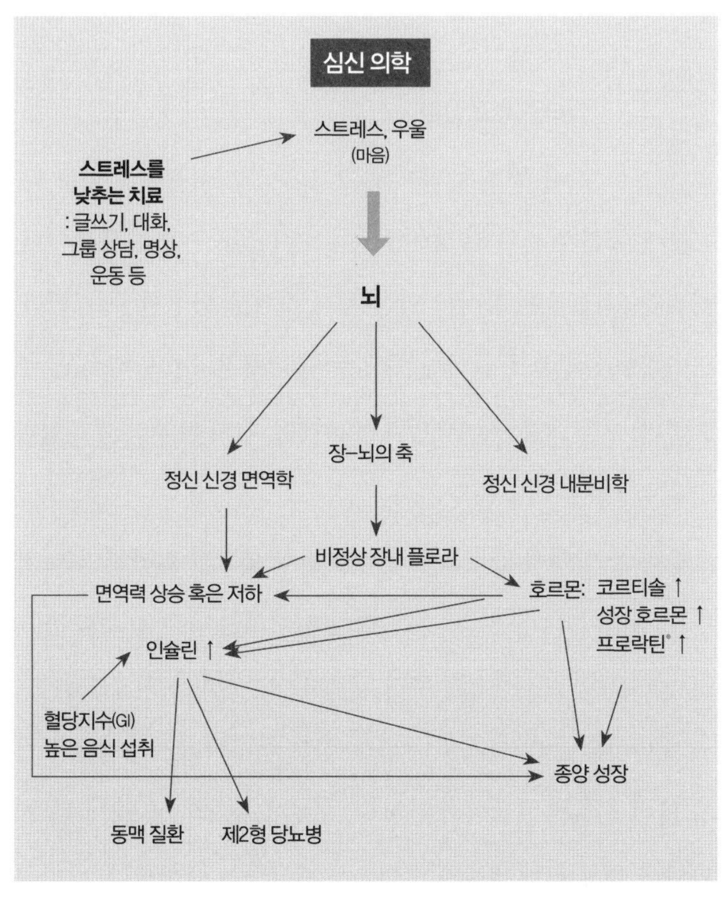

* 뇌하수체에서 분비하는 호르몬으로 여성의 젖(유즙) 분비를 자극한다. 출산 이후가 아님에도 이 수치가 올라가면 무월경, 젖 분비가 시작되고 심한 경우 성장 지연, 불임을 유발한다.

높이는 방향으로 전개될 것이다. 면역 증강을 위해 가장 먼저 긍정적인 마음, 감사하는 마음, 잘 웃는 습관, 감정에 솔직해지는 연습이 중요함을 잊지 말도록 하자.

식습관 바로잡기

가장 먼저 음식에 관한 이야기를 시작하려 한다. 먹는 즐거움은 인간의 긴 생애주기에서 빼놓을 수 없는 행복이다. 하지만 입에 좋은 음식이 항상 몸에 좋다고 단정할 수는 없다. 의학적인 관점으로 본다면 식사는 맛도 맛이지만 균형이 더 중요하다. 모든 식품군을 골고루 먹고 매일, 매끼 빼놓지 않고 섭취할 식품군으로 채소를 권한다.

우리 몸 안에서 면역을 담당하는 가장 중요한 기관 중 하나가 바로 장관이다. 장관 즉, 장은 매일 섭취하는 음식을 소화 흡수하는 기관이다. 소장 입구부터 항문까지의 길이는 평균 7*m*이고 그 표면적은 400~500m^2나 된다. 장관은 바이러스나 세균을 가장 많이 접하는 기관이기도 하다. 그래서 장막은 안정성 여부를 판단해 필요한 영양소를 흡수할지 배설할지 결정한다. 이것이 장 면역의 핵심 기능이다. 혈액 속에 있는 림프구 중 65~75%가

주로 창자에 몰려 있다면 면역 시스템의 70%는 장 점막에 퍼져 있다. 또한 뇌를 제외한 다른 기관에 있는 신경세포 중 절반(약 1억 개) 정도가 장에 몰려 있다.

나이가 들면 장 면역이 건강을 유지하는 중심 역할을 한다. 장내세균은 크게 유익균(발효균), 유해균(부패균), 중간균(기회 감염균) 세 종류가 서로 균형을 이루고 있다. 장내세균 중 유해균이 지나치게 증가하면 후천 면역을 담당하는 T세포가 자극을 받는다. 그럼 항체를 생성하는 B세포가 면역 글로불린G1 혹은 E(IgG1, IgE) 항체를 만들어 아토피성 피부염 같은 알레르기 질환을 일으키기 쉽다. 또한 T2세포 반응으로 B세포가 면역 글로불린G2a(IgG2a) 항체를 만들면 류마티스 관절염이나 교원병을 일으킨다. 이것은 장내 림프구에 있는 헬퍼 T세포(T1, T2)가 유해균의 정보를 B세포에 전달하기 위해 사이토카인을 활성화하는 과정 중 문제가 생겼기 때문이다. 면역 체계가 오류를 일으키면 이 사이토카인이 과다하게 분비돼 정상 세포를 공격해 전신 염증 반응을 일으키는 경우가 생긴다. 이를 사이토카인 폭풍이라고 한다. 발효 식품에 들어있는 유산균 같은 유익균을 적극적으로 섭취하면 장내 미생물 환경이 정돈되어 이런 염증 반응을 어느 정도 조절할 수 있다. 앞에서 강조한 채소도 섬유질이 풍부해 장내 유해균 배출을 돕는다.

또한 음식을 과하게 섭취하면 활성 산소가 증가해 발암 물질 및 염증 물질이 과도하게 생겨날 수 있다. 발열, 통증, 발적, 부종, 기능 상실 등이 염증의 전형적인 징후다. 먼저 화학 매개 물질로 인해 혈관이 확장되고 혈액량이 증가하면서 혈류 속도가 느려져 발열과 발적이 생길 수 있다. 부종은 혈장과 같은 체액 성분이 조직으로 빠져나왔을 때 나타난다. 부종으로 신체 어느 한 부분이 압력을 강하게 받으면 감각 신경이 눌려 통증이 생기기도 한다. 결국 신경학적 반응에 문제가 생겨 신경 고유 기능까지 상실되고 마는 것이다. 이런 식의 급성 염증 반응은 체내에 활성 산소가 필요 이상으로 증가했을 때 나타난다. 자극의 원인을 없애면 염증 반응이 끝나기도 하지만 한 달 이상 이와 같은 반응이 계속된다면 만성 염증으로 이어져 결국 자가 면역 질환을 유발한다.

고열량의 식사는 비만의 원인이 되기도 한다. 위암 환자 발생률이 높은 우리나라와는 조금 다르지만 15년 동안 15만 명의 영국 환자를 대상으로 조사한 연구에서는 흡연자보다 비만인 환자에게 위암이 더 잘 발병했다고 보고했다. 그 원인 또한 과식에 의한 활성 산소의 증가였다. 다량의 활성 산소는 정상 세포까지 공격해 면역력을 떨어뜨린다. 의학계가 뇌와 심혈관계 질환, 당뇨병의 주요 원인으로 활성 산소로 꼽는 만큼 체내에 이런 변형 산소가 쌓이지 않도록 주의하자.

활성 산소의 증가를 막기 좋은 식품군은 비타민이다. 특히 풋고추, 피망, 파프리카, 양배추, 유자 등에 풍부한 비타민C를 권한다. 베타글루칸* 이 풍부한 버섯, 비타민B군의 수수, 보리, 율무, 기장, 메밀 등의 잡곡도 추천한다. 참고로 비타민C 식품을 너무 많이 먹으면 설사를 유발할 수 있다. 비타민A는 호흡기 점막을 보호하는 역할을 하며 붉은 고추, 당근, 말린 살구 등에 많이 들어 있다.

과식도 과식이지만 극단적인 다이어트나 편식도 역시 문제가 된다. 영양 결핍으로 노화가 빨라지면 면역 세포가 제 기능을 할 수 없기 때문이다. 다양한 다이어트 방식이 있지만 디톡스, 원푸드 다이어트, 절식처럼 극단적인 식이는 피해야 한다. 영양 균형이 무너지면 그게 곧 면역력 저하로 이어지기 때문이다. 특히 월경을 시작한 이후부터 이십 대에 이르는 여성들은 각별히 조심해야 한다. 무리한 다이어트가 근육 손실, 골밀도 감소, 호르몬 이상 분비 등을 일으켜 소소한 질병이 계속될 수 있다. 영양 결

* 면역 세포를 활성화하는 다당류의 일종.

핍 혹은 불균형 상태가 오래되면 만성 피로, 만성 질환을 유발할 수도 있고 심한 경우 개인의 평균 수명이 줄어들기도 한다.

장 건강은 인체에 존재하는 미생물의 유익균 활성화를 위해서도 중요한 부분이다. 프로바이오틱스를 꾸준히 섭취하는 습관을 들이면 장 속 병원성 세균이나 부패균 같은 해로운 세균의 증식 속도가 느려지고 중간균이 오히려 유익균으로 바뀌어 면역력을 높인다.

이상적인 장내 환경은 유익균과 유해균 비율이 80 대 20인 경우라고 한다. 물론 대장 속 변이 주로 박테로이드와 대장균으로 이뤄져 있어서 이런 비율을 갖는 게 쉽지는 않다. 하지만 유해균과 유익균이 서로 공존하는 환경을 유지하기 위해 싸우는 과정이 곧 면역계이므로 강박을 가질 필요는 없다.

잠은 7시간 이상

교감신경과 부교감신경이 균형을 이루려면 수면 시간과 질도 중요하다. 장시간 잠을 못 자게 한 실험용 쥐가 면역력이 떨어져 패혈증으로 죽었다는 연구 결과가 이를 뒷받침한다. 면역력을 높이는 데 성인은 수면 7시간 이상, 아이는 12시간

멜라토닌과 코르티솔 호르몬의 분비 곡선

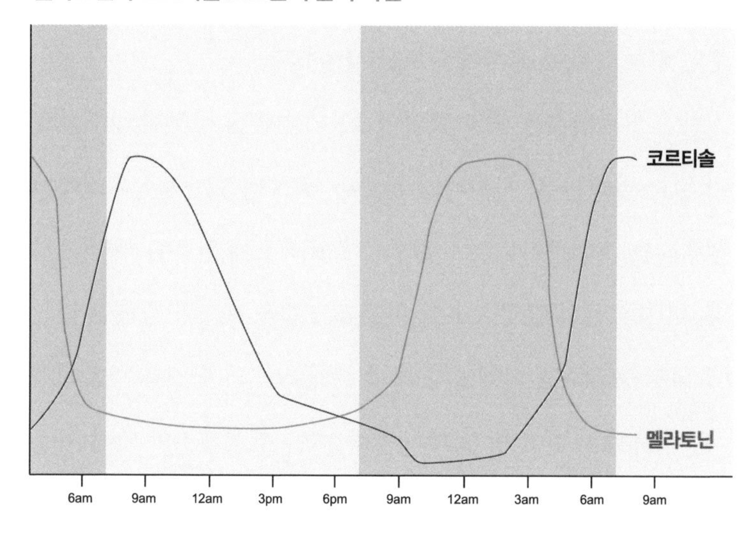

내외가 적절하다.

수면이 부족하면 혈압이 증가하고 면역력은 떨어지고 성장 호르몬이나 멜라토닌* 같은 호르몬 분비가 줄어든다. 이렇게 되면 아이들은 성장이 지연되고 성인은 노화를 예방하는 호르몬이 자기 역할을 하지 못하게 된다. 수면 중에 분비되는 멜라토닌은 오후 7시쯤 분비되기 시작해서 밤 10시쯤 큰 폭으로 상승하고, 새벽 2~3시에 절정을 이룬다. 낮 동안 햇볕을 충분히 받아야 자

* 뇌에서 분비하는 호르몬으로 생체 바이오 리듬을 조절하고 수면을 유도한다.

는 동안 멜라토닌이 충분히 분비되며, 이를 통해 몸은 과도하게 쌓인 활성 산소를 제거해 세포를 재생한다.

반면 코르티솔은 주로 햇빛이 있는 낮에 많이 분비되고 햇빛이 없는 밤에는 잘 분비되지 않는다. 코르티솔은 부신피질에서 생성되는 스테로이드 호르몬으로 스트레스에 반응할 때 필요하다. 이 호르몬의 영향으로 간은 글리코겐을 포도당 형태로 만들어 뇌로 공급하고 단백질과 지질 분해를 도와 당질을 만들어낸다. 이 모든 과정이 당질 대사인데, 이는 스트레스와 맞서 싸울 에너지를 만들기 위함이다. 코르티솔의 작용은 간, 근육, 지방 세포 등으로 광범위하다.

그러나 지나친 스트레스나 만성 스트레스에 시달리면 코르티솔이 과도하게 분비되어 오히려 식욕이 증가해 지방은 축적된다. 근육 단백질은 과도하게 분해돼 근조직이 상할 수 있고 면역 기능은 떨어진다. 제대로 잠을 자지 않고 과로하면 코르티솔과 멜라토닌의 분비 시간대가 달라져 일주기 리듬이 무너진다. 결국 코르티솔과 멜라토닌은 각자 다른 시간대에 분비되지만, 체온 조절, 수면, 스트레스 반응에 관여해 생활 리듬을 바로잡아주는 고마운 존재인 것이다.

햇볕을 충분히 쬐고 숙면하는 습관은 또 다른 성장 호르몬인 세로토닌의 분비도 늘린다. 세로토닌은 상처가 났을 때 혈액이 빨리 응고되도록 혈관 수축 작용을 하고 불안 증세 완화, 식욕 상승 등 다양한 효과가 있다. 잠들기 2시간 전에 따뜻한 물로 목욕하는 습관이나 바나나, 체리, 우유, 토마토 같은 식품을 잘 챙겨 먹는 습관이 도움이 된다.

성장 호르몬은 십 대 후반에서 이십 대 초반에 절정을 이루었다가 10년 주기로 15%씩 감소하는데, 이 감소 속도가 빨라지면 그만큼 빨리 늙는 경향이 있다. 단순히 외모가 늙는 것이 아니라 신체 구조(뼈, 근육) 및 기능이 변화해 여러 기능이 떨어지게 된다. 한 노화 방지 연구소의 연구 결과가 흥미롭다. 성인들의 성장 호르몬이 잘 분비될 수 있도록 여건을 마련해주자 4명 중 3명은 성 기능이 개선되었고 2명 중 1명은 탈모를 예방할 수 있었다. 이처럼 성장 호르몬이 제대로 분비되면 신경 전달 물질*이 활성화되면서 신체 내 세포와 신경계가 안정적으로 활동할 수 있다. 세포와 세포 간 정보 전달이 수월해지면 기억력을 유지하는 데도 효과적이다. 반대로 성장 호르몬이 부족하면 림프구 내 NK세포의 활동력이 떨어져서 면역력이 낮아지고 다양한 질병이 생기기 쉽다.

* 체내 신경 세포에서 방출하는 물질로 신경 세포나 근육에 정보가 잘 전달되도록 돕는다.

스트레칭과 가벼운 운동이 필수

몸속 혈관은 피부 다음으로 광범위하게 퍼져 있다. 약 15만km로 구성된 관으로, 이 속에서 산소와 영양분이 이동하며 혈액이 순환한다. 하지만 순환이 원활하지 않으면 결국 세포나 조직으로 산소와 영양분이 충분히 공급되지 않아 문제가 생긴다. 심지어 몸 곳곳에 노폐물이 쌓여 각종 질환을 유발할 수밖에 없는 환경이 된다. 이를 예방할 수 있는 가장 좋은 방법은 운동이다.

원래 혈관을 타고 이동하는 혈액은 응고하지 않아야 정상이지만, 순환 장애가 생기면 응고성이 높아져 혈전을 만든다. 그러면 혈관이 좁아지거나 막혀서 심부 정맥 혈전증, 흔히 말하는 이코노믹 클래스 증후군* 이 생긴다. 혈전은 움직임 없이 같은 자세로 오래 앉아 있을 때 정맥이 압박을 받아 생긴다. 이럴 때는 가볍게 팔다리 특히 종아리에 힘을 주는 운동을 하거나 스트레칭만 해줘도 면역력을 높일 수 있다. 가벼운 운동은 깊은 호흡과 긴장, 이완 작용을 돕기 때문에 자율신경계 중 하나인 부교감신경

* 체혈액이 굳어 혈관이 막히는 심부 정맥 혈전증을 이코노미 클래스 증후군이라고도 한다. 비행기 안에서 오랜 시간 움직임 없이 앉아 있을 때 혈액 순환이 되지 않아 일시적으로 다리 정맥에 혈전이 생기는 현상을 비유한 것이다.

혈액 순환 장애로 나타날 수 있는 증상들

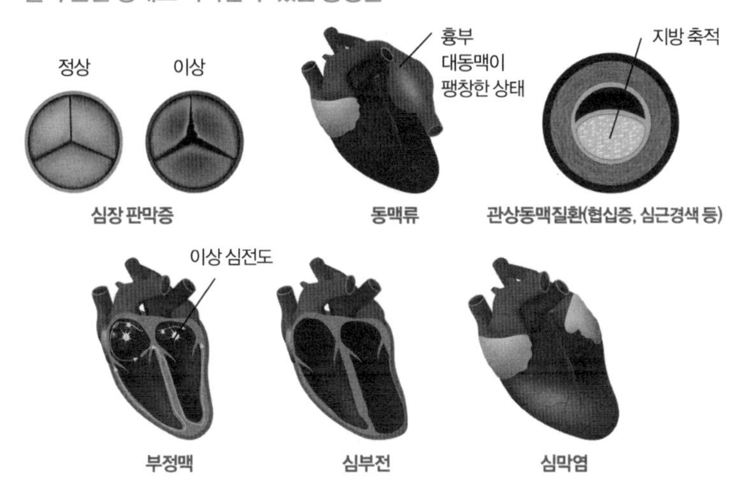

뇌혈관 질환 및 심장 질환 외에도 탈모, 기억력 저하, 복부 비만, 하지정맥류 등의 질환이 생길 수 있다. 부종이나 손발 저림, 수족냉증이 있다면 혈관과 면역력을 위해 내게 맞는 적당한 운동을 찾도록 하자.

을 활성화하고 결과적으로 혈액 순환을 돕는다. 10분 걷기나 계단 오르내리기(5~6층 정도) 운동을 하루 2회씩 10~15분 정도로 실천하길 권한다. 다만 운동량이 적던 사람이 갑자기 높은 강도로 운동하면 오히려 면역력이 저하될 수 있다.

운동으로 혈액 순환이 원활해지면 왜 면역력이 좋아질까? 바로 체온이 올라가기 때문이다. 체온이 1도 증가하면 면역력은 30% 높아진다고 한다. 일주일에 3회, 30~60분을 꾸준히 운동하는 사람이 그렇지 않은 사람에 비해 사망률이 30~50% 떨어

내게 꼭 맞는 운동 강도, 어떻게 찾을까?

운동이 모든 사람에게 동일한 효과를 가져다주는 것은 아니다. 개인 몸 상태에 따라 권장 운동이 다를 수도 있고 어떤 운동은 피해야 하는 경우도 있다. 일반적으로 운동 강도를 정할 때 심박 수를 체크하는 방법이 있으며, 운동 자각도(Ratings of Perceived Exertion)와 같은 설문 지표로 운동 강도가 내게 맞는지 확인할 수 있다.

심박 수 측정하기

운동 전, 운동 중, 운동 후의 운동 강도를 알아보기 위해서는 일반적으로 심박 수, 혈압, 주관적 척도 등을 활용한다. 이중 심박 수는 별다른 도구 없이 비교적 간단하고 정확하게 운동 강도를 알아볼 수 있는 지표다.

위치

손목의 동맥(요골동맥): 엄지손가락 아랫부분 가까이에 있는 팔목 안쪽

목 옆 부위의 동맥(경동맥): 목의 후두 부분 양 측면

방법

운동 중 힘들다고 생각되는 시점에 잠시 동작을 멈추고 안정을 취함과 동시에 심박 수를 측정해본다.

① 검지와 중지를 측정 부위에 가볍게 대고 맥박을 확인한다.

② 10초 동안 맥박이 뛰는 횟수를 0부터 센다.

③ 10초 동안 뛴 맥박 수에 6을 곱해 1분간의 심박 수를 추정한다.

예: 12회(10초 동안의 맥박 수) × 6 = 72회(1분 심박 수 추정값)

주의 사항

측정 중 말을 하거나 움직이지 말고 맥을 짚는 부위를 너무 세게 누르지 않도록 한다.

심박 수에 따른 운동 강도 확인하기

나에게 맞는 적정 운동 강도는 최대 심박 수를 계산한 뒤 그 범위 내로 강도를 조절하는 것이다. 미국스포츠의학회(American College of Sports Medicine)는 운동할 때 최대 심박 수의 40~70% 범위를 벗어나지 않도록 안전하게 운동하라고 강조하고 있다. 최대 심박 수란 한 개인이 1분 동안 달성할 수 있는 최대의 심박 수를 의미한다. 이는 연령이 높아짐에 따라 감소한다.

계산 방법

공식: 220 - 나이 = 최대 심박 수
가령 40세인 사람의 최대 심박 수는 분당 180회로 추정할 수 있다.

나이	최대 심박 수	저강도 (최대 심박 수의 40%)	중강도 (최대 심박 수의 70%)
30	190	76	133
40	180	72	126
50	179	68	119

출처 | 서울성모병원 평생건강증진센터

진다는 연구 보고도 있다. 농구나 축구, 배구, 핸드볼 같은 격한 운동은 오히려 노화를 촉진하기도 하니 자신의 상태에 맞는 강도를 찾는 게 우선이다.

나이가 들수록 운동량을 늘려야 하는 이유는 운동이 대사증후군과 깊은 관련이 있기 때문이다. 비만, 당뇨, 고혈압, 심근경색 같은 성인병이 일어나기 직전 단계인 대사증후군은 몸의 신진대사가 원활하지 않을 때 생긴다. 이 상태에서 인체는 면역계를 공격하는 위험 신호를 제대로 파악할 수 없게 된다. 때문에 코로나19 바이러스가 위협적이긴 해도 사회적 거리두기를 실천할 수 있는 선이라면 가벼운 유산소 운동은 지속하는 편이 더 낫다.

우리가 놓치고 있는 사소한 습관들

면역을 무너뜨리는 담배를 피우면 8년 정도 노화 속도가 빨라진다는 보고가 있다. 암이나 폐 공기증*, 기관지염 같은 폐 질환이 발병할 확률도 높아진다. 자신뿐이 아니다. 다른 사람이 흡연하는 곳에 1시간 함께 있으면 간접 흡연자는 담배 4개비를 피운 것과 같다. 담배 1개비 흡연은 비타민C 20~700*mg* 정도를 파괴한다.

음주도 예외는 아니다. 흡연, 음주는 체내 비타민B, 비타민C를 파괴한다. 이런 미량 원소가 부족해지면 인체는 만성 피로, 만성 질환에 쉽게 노출된다. 알코올은 또한 폐렴, 결핵, 후천성 면역 결핍증에 대항할 신체 저항력을 떨어뜨리고, 외상이 있을 때

* 폐에서 공기가 차지하는 공간이 확장해 폐포 벽이 파괴되며 호흡 곤란, 기침 등 천식과 비슷한 증상을 보인다.

감염 위험을 더 높인다. 무엇보다 알코올은 섭취하면 잠이 잘 오는 듯 느껴지지만, 사실은 숙면을 방해하는 주범이다. 알코올이 체내에서 분해되며 각성 작용이 일어나기 때문이다. 앞서 설명한 것처럼 결국 숙면하지 못하면 면역계의 균형이 무너질 수밖에 없다.

팬데믹 이후 내가 조금 더 강조하고 싶은 부분은 아이러니하게도 친교다. 요즘은 사회적 거리두기, 비대면 사회가 본격적으로 펼쳐지면서 네트워크를 중시하는 게 도리에 어긋나는 것처럼 느껴진다. 하지만 사회적 네트워크가 탄탄한 사람일수록 면역력이 높은 것으로 밝혀졌다. 우울한 기분은 면역 세포 중 T세포의 능력을 떨어뜨리기 때문이다. 신앙 생활이나 지인과의 만남 같은 대면 방식은 사실 어려운 시기이기 때문에 조금 조심할 필요가 있다.

가족끼리 하루에 한 번 이상 통화를 한다거나 친구와도 자주 연락하는 방식을 권한다. 영상 통화로 서로 웃는 표정을 보면서 사랑한다, 고맙다, 네가 있어 너무 좋다와 같은 긍정적인 말을 자주 나누는 방법 등으로 면역을 높일 수 있다.

면역력을 높이는 10가지 방법

철저한 개인위생 관리

30초 동안 손 씻기, 마스크 착용하기

체온 유지

차가운 음식 삼가기, 하루에 물 2ℓ 마시기, 커피 등의 카페인 음료 줄이기, 당 섭취 줄이기

수면 면역력 높이기

- 충분한 수면 및 휴식 _ 성인 약 7시간, 어린이 약 12시간 정도를 권장
- 잠들기 전 목욕(샤워, 족욕, 반신욕 등) 물 적정 온도 36~40도, 10~20분 내외

운동 면역력 높이기

- 적당한 운동과 스트레칭, 의자를 이용한 운동, 걷기 및 산책, 햇볕 쬐기
- 목, 겨드랑이, 배, 림프절 마사지하기

영양 면역력 높이기

- 균형 잡힌 식사, 과식(폭식) 금지
- 금연, 금주

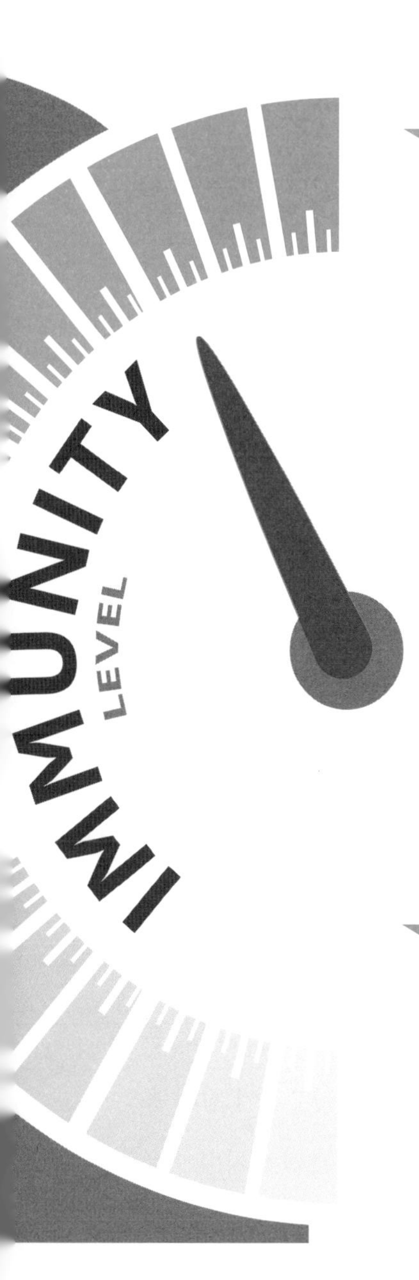

감정(심리) 면역력 높이기

- 걱정이나 고민을 오래하지 않는 연습
- 화내지 않는 연습

웃음, 눈물 면역력 높이기

웃거나 울 수 있는 환경 조성 _ 재미있는 TV 프로그램, 슬픈 영화 찾아보기

사회 면역력 높이기

- 과로하지 않기
- 사람들과 원만히 지내기
- 미움, 질투, 증오하는 마음 다스리기

예술 면역력 높이기

취미 만들기 _ 오감을 자극할 수 있는 미술, 서예, 음악 등 활동 찾기

긍정 면역력 높이기

신앙 생활 및 묵상, 기도

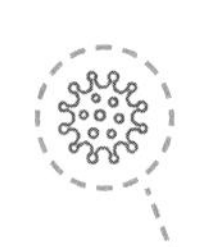

약이 되고 백신이 되는 가정 면역력

가족애가 사라지면 현저히 떨어진다! 감정 면역력

스트레스나 우울한 감정이 면역 세포 기능을 떨어뜨린다는 얘기는 앞에서도 충분히 했다. 실제로 코로나19 감염 이전인 2019년에 비해 2020년도 2030 세대의 우울증 환자 발생 비율은 24.1%에서 27.4%로 상승했다. 우리나라 전체 우울증 환자 수는 이제 100만 명을 향하고 있다. 코로나19 바이러스뿐 아니라 우리나라 젊은 세대는 입시와 취업, 결혼, 경기 침체 등 현실적인 문제에 발목 잡혀 정신적, 사회적 스트레스 지수가 꽤 높은 편이다. 팬데믹으로 재택근무, 온라인 강의가 활성화되면서 주부 우울증도 무시하지 못할 사회 문제가 되고 있다. 온 가족이 매일 한 공간에서 아웅다웅하다 보니 돌봄 노동 강도가 세져서 생긴 결과라고 한다.

스트레스, 우울증, 화 같은 부정적인 기분은 감정 면역력을 해친다. 감정 면역력은 같은 일을 겪어도 받아들이는 방식이나 태도가 유연한 것을 의미한다. 누군가는 극도로 스트레스를 받아 화를 주체하지 못하는데, 다른 사람은 쉽게 순간을 극복하고 아무렇지도 않게 다시 마음을 추스른다. 스트레스 상황을 잘 극복하는 관점의 힘, 나는 이것을 감정 면역력이라 지칭하고 싶다.

감정 면역력이 강한 사람들은 주변 환경에 쉽게 휘둘리지 않으며 대체로 긍정적이다. 이들은 일상생활 중 심호흡을 자주 하기도 한다. 실제로 집중해서 호흡을 깊게 들이마시고 내쉬는 과정은 심장 박동과 혈압을 차분하게 한다. 몸속 곳곳으로 산소가 충분히 공급되기 때문이다. 혈액 속 산소가 부족하면 혈관이 수축해 두통을 유발하는데, 하루에도 틈틈이 심호흡을 진행하면 몸과 마음이 이완되는 것을 느낄 수 있을 것이다. 혹시 너무 바쁘고 걱정이 많아서 심호흡을 잊고 살지는 않는가? 오늘부터라도 학업이나 업무 중 하루 333 방법을 실천해보길 권한다. 스트레스를 받은 직후 3분 안에, 3분씩, 하루 세 번 깊은 호흡을 실천하는 것이다. 아로마오일을 활용해 향을 흡입하며 호흡에 집중하는 것도 추천할 만한 방식이다. 손수건에 오일을 한두 방울 떨어뜨린 뒤 향을 느껴보자. 아로마오일은 후각 신경을 거쳐 직접 대뇌에 영향을 주고 폐로 흡수되는데, 부교감신경에 즉각 영향을 미쳐 심신 이완에 도움을 준다.

가정 안에서 부모, 형제간 좋은 관계를 유지하고 서로 위로와 사랑을 주고받으면 감정 면역력을 높이는 데 효과적이다. 미국 샌디에이고에 위치한 캘리포니아대학교 의과대학에서 이에 관한 연구를 진행했다. 이탈리아 한 마을의 29명 노인을 대상으로 조사한 결과 가족과 함께 사는 고령자는 그렇지 않은 노인보다 정신 건강 상태가 월등히 좋았다. 노화로 신체 건강에는 여러 문제가 있었지만, 낙천주의, 일에 대한 좋은 가치관, 가족적 유대감이 노인들의 스트레스 지수를 낮춰 정신 건강에 도움을 주는 것으로 밝혀졌다.

인류는 면역계 덕분에 유전적 진화를 이뤄가며 재앙과도 같았던 과거 팬데믹 상황을 극복해왔다. 천연두, 흑사병, 스페인 독감 등이 대표적이다. 하지만 코로나19 바이러스는 개개인뿐 아니라 의료 시스템 자체가 포화 상태에 다다랐다. 의학 연구자들은 많은 원인 중 하나로 바로 가족적·정서적 유대감을 꼽는다. 과거와 달리 현대 사회는 핵가족을 뛰어넘어 1인, 2인 가구가 증가했기 때문이다. 이렇게 깊은 관계를 맺는 것이 어려운 현실이기에 이번 팬데믹이 더 위협적이라는 것이다. 실제로 코로나19 팬데믹 이후 노인들을 위탁하는 요양병원 같은 시설을 포함해 지역 사회 노인들의 우울증이 늘었다.

상황이 이렇다 보니 보건 당국도 국민들의 심리 방역을 위해 여러 지침을 세우고 지원을 아끼지 않고 있다. 한국트라우마 스트레스학회는 2020년도 3월, 5월, 9월 세 차례에 걸쳐 팬데믹 시대 일반인의 정신 건강 상태를 조사했는데, 전체 응답자 중 22.1%가 우울 위험군에 속했고, 가장 취약한 계층은 여성으로 전체 중 26.2%를 차지했다. 그다음으로 19.9%를 차지한 계층은 2030 세대 청년들이었다. 우울과 불안 지수가 높은 사람들을 위해 보건 당국은 '공감'을 강조하고 있다. 또한 마음 건강을 챙기기 위해 가족, 지인과의 소통을 이어가야 한다고 말했다.

평소 가족과 대화하는 게 어색했던 편이라면 새로운 마음을 갖기를 권한다. 가정의 소통이 결국 가정 면역력, 나아가 감정 면역력을 강화하는 유일한 방법이기 때문이다. 식사 시간에 자연스럽게 이야기를 나누는 것부터 시작해보자. 같이 있으며 느끼는 불편함에 대해 솔직히 얘기하는 것도 좋고, 현재 어떤 부분이 자신에게 가장 스트레스인지 털어놓는 연습도 필요하다. 서로 이해하고 다독여주는 짧은 대화가 감정 이완에 큰 도움이 될 수 있음을 잊지 말자.

또한 돌봄 노동, 집안일도 함께 분담하는 노력이 필요한 시기다. 집안에서 밥을 먹고 움직일 때는 다 같이 규칙을 정해 자신이 어지른 부분을 그때그때 치우는 연습을 하자. 가령 음식물을 가능한 한 남기지 않고 싹싹 먹기, 신발 가지런히 정리하기, 벗은 옷을 뒤집히지 않게 잘 살펴 빨래함에 넣기, 자기 공간 스스로 치우기 등이다. 사소한 부분이지만 서로 규칙을 정해 지키면 살림을 주로 담당하는 주부에게 스트레스를 덜 미치지 않을까?

대화와 스킨십의 힘

역사가 시작된 날부터 이제껏, 공동체의 가장 기본 단위는 언제나 가족이었다. 가족은 나아가 부족을 이루었고 더 나아가 국가를 형성했다. 가족은 다른 말로 '식구(食口)'라고도 한다. '함께 먹는 입'이라는 의미다. 비단 음식뿐 아니라 가족은 기쁨과 슬픔을 함께 공유한다. 가족 구성원 중 누군가 나쁜 감정을 느낀다면 이 또한 다른 구성원에게 전이돼 결국 모두의 감정이 다운된다. 하지만 이때 적절히 대화하며 서로의 감정을 다독여주면 슬픔이나 우울한 감정은 해소된다. 기쁨은 나누면 두 배가 되고 슬픔은 반이 된다는 말도 있지 않은가. 가정의 역할과 순기능이 나는 이 부분이라고 믿고 있다.

이런 순기능을 충족하기 위해서는 포지티브 대화가 무엇보다 중요하다. 가족끼리는 무슨 말이든 나눌 수 있어야 하고, 그 대화로 사랑의 감정을 주고받을 수 있어야 한다. 꺼내기 어려운 개인적인 이야기나 걱정거리부터 기쁘고 자랑할 만한 이야기까지 모두 공유하며 격려, 용기, 위로, 배려, 사랑을 나누는 게 바로 포지티브 대화다. 서로의 입장을 그저 잘 들어주기만 해도 반은 성공이다. 상대방의 말을 끊지 않고 성의 있게 들어주는 것, 들으면서 공감 섞인 피드백을 주는 것이다. 그리고 서로에게 서운한 점이 생겼을 때는 감정적으로 호소하기보다 구체적인 상황을 예로 들어 말하는 편이 좋다. 그렇게 해야 상대방이 어떤 지점에서 오해했는지, 어떻게 하는 게 정말 상대를 도와주는 것인지 서로 이해할 수 있다.

나는 암 환자 가족들에게도 항상 이 점을 강조한다. 사실 암 환자를 간병하는 보호자들은 환자 당사자보다 감정적으로 눌려 있을 때가 많은데, 자기만 건강하다는 죄책감, 처한 상황에 대한 분노나 슬픔, 앞이 꽉 막힌 듯한 걱정과 낙담, 자기의 생활을 잃은 듯한 부담감 등에 사로잡혀 있기 때문이다. 환자는 환자대로 가족에게 미안함을 느끼면서 절망감, 세상을 향한 분노와 슬픔, 신체적인 고통과 싸워야 한다. 이런 상황에서 보호자는 보통 자신의 감정을 덮고 외면하려고만 한다. 공감하는 대화, 마음 상하지 않는 대화의 스킬을 기억해두면 언젠가 도움이 될 것이다.

자녀를 둔 부모에게는 칭찬을 강조하고 싶다. 동아대학교병원 가정의학과 연구팀이 주도한 설문 결과에 따르면 가족 간 친밀한 대화가 많이 오갈수록 체질량 지수가 낮았다. 또한 부모와 대화가 많은 아이일수록 성적이 올라간다는 조사 결과도 있었다. 그 어떤 때보다 경쟁이 치열한 어려운 시대에 부모 세대도 자녀 세대도 서로의 버팀목이 되어줄 수 있어야 한다.

천재적인 과학자 아인슈타인의 일화가 떠오른다. "이 학생은 장차 어떤 일을 해도 성공할 수 없을 것으로 생각됩니다." 아인슈타인의 부모는 선생님에게 이런 평가를 들었다. 어린 아인슈타인은 사실 학교에서 문제아로 낙인찍힌 상태였다. 수업 시간에 황당한 질문을 해서 선생님을 곤란하게 하는가 하면, 바보스러운 생각이나 별난 궁금증 때문에 친구들에게도 놀림감이었다. 하지만 아인슈타인의 어머니는 아들에게 화를 내거나 그를

가정 면역력을 높이는 대화 스킬

들어주는 스킬

〔잘못된 예〕

환자: 내가 요즘 얼마나 힘든지 당신은 절대 모를 거야. (나를 좀 봐달라는 의미)

보호자: 당신 아이 보느라 힘든 건 알겠는데, 나도 힘들어. 나 좀 이해해주면 안 돼?

〔옳은 예〕

환자: 내가 요즘 얼마나 힘든지 당신은 절대 모를 거야.

보호자: 미안해, 매일 늦게 퇴근해서 제대로 얘기할 시간도 없었네. 뭐 때문에 힘들어? 나한테 다 털어놔 봐.

솔직히 말하는 스킬

〔잘못된 예〕

환자: 여보, 우리 자주 가던 ○○ 뷔페 식당도 가격이 예전보다 많이 올랐겠지? (가고 싶지만 미안해서 돌려 말하는 중)

보호자: 그럼, 당연한 소리! 물가가 얼마나 올랐는데. 그런 고급 식당은 더 비싸졌겠지.

〔옳은 예〕

환자: 여보, 나 맛있는 것 골고루 먹고 싶어요. ○○ 뷔폐 식당에 가고싶은데, 식사 비용이 만만치 않겠지?

보호자: 괜찮아. 당신이 건강해진다면 얼마든지 갈 수 있어! 당신이 맛있게 먹는 모습이 나에게 행복을 줘.

부탁하는 스킬

〔잘못된 예〕

환자: 아이고, 싱크대는 돌아서면 또 쌓여 있네. 오늘따라 더 지저분한 것 같지 않아? (설거지를 도와달라는 신호)

보호자: 하루 이틀 일도 아닌데 뭐~! 그냥 나중에 치워!

[옳은 예]

환자: 여보, 오늘은 나 대신 설거지 좀 해줘.

보호자: 아, 알겠어. 지금 바로 할게. 앉아서 좀 쉬어.

다그치지 않았다. 오히려 격려했다. "네가 남과 다른 것을 보니 특별한 능력을 가진 것이 분명한 것 같구나. 남들과 똑같아서야 어떻게 성공할 수 있겠니?" 결과적으로 아들은 자라서 위대한 과학자가 된다. 아이를 있는 그대로 바라보고 믿어주는 것, 더 나아가 아이의 관심거리와 활동을 부모로서 적절히 공유하는 것은 건강한 정서를 만들 수 있는 유일한 방법이다.

이와 더불어 부모와 자녀는 스킨십이 어색하지 않은 사이가 되어야 한다. 가능한 한 서로를 많이 터치하자. 스킨십은 심신을 이완시켜 스트레스를 낮추는 효과가 있다. 실제로 1995년도 미국에서는 이런 일도 있었다. 12주나 빨리 태어난 쌍둥이 자매 중 한 명이 1*kg*도 안 될 정도로 미숙하고 심장에도 이상 소견이 발견됐다. 이때 인큐베이터 안에 둘을 같이 두자 언니가 동생을 감싸 안아 심장 박동 수와 혈압, 체온이 정상으로 돌아온 것이다. 이것이 바로 포옹 즉, 스킨십이 가지는 힘이다.

밝은 표정으로 서로에게 인사하기, 필요할 때 손을 잡거나 포옹해주기, 자주 토닥여주기와 같은 신체 언어가 가족들에게 큰 힘이 될 뿐 아니라 인체 면역력을 높인다. 영국의 소아과 의사이자 정신 분석가인 도널드 위니캇Donald Winnicott은 영유아와 양육자의 의존성 발달을 강조했다. 그가 40년간 임상 실험한 연구 결과 중에도 포옹의 효과가 드러난다. 잠을 잘 자지 못하는 사람을 안아주니 숙면할 수 있었다는 것이다. 사랑의 표현(말, 행동)은 결국 면역 세포를 춤추게 한다. 이 과정으로 심신은 상처를 치유할 수 있는 능력을 기르게 된다.

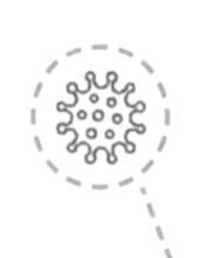

사회 면역력을 키우면 스트레스 조절이 가능

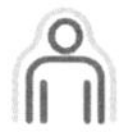

부정적인 사회 문제에서 한 발짝 벗어나기

우리는 강도와 살인, 폭력, 비리, 사기 등 갖가지 부정적인 사회 문제들로 말미암아 하루도 스트레스를 받지 않는 날이 없다. 학업이나 업무를 이어가는 환경 속에서도 내가 아닌 타인 때문에 부정적인 감정을 갖게 되는 경우도 있다. 그만큼 우리 몸은 항시 긴장 상태에 놓여 있고, 때마다 가장 큰 영향을 받는 것은 면역계이다. 이렇게 내가 직접 관여하지 않았는데도 좋지 않은 사회 문제로 부정적인 감정을 느끼는 것을 소셜 스트레스 즉, 사회적 스트레스라고 한다.

소셜 스트레스를 다스리는 탁월한 방법으로 나는 봉사와 기부를 추천한다. 이 나눔 행동이 주는 건강 증진 효과는 놀라울 정도다. "봉사와 기부가 어떻게 면역력을 높여준다는 거지요?"라고 묻는 사람이 있을지도 모르겠다. 하지만 의학적으로도 이 부분은 늘 연구의 대상이었고 봉사, 기부, 타인을 위한 기도 등이 건강한 삶에 도움을 준다는 사실은 과학적으로 증명됐다.

한 예로 미국의 최고 부자로 꼽힐 뿐 아니라 장수한 인물로도 유명한 록펠러John Rockefeller는 자선 사업을 시작하고부터 건강이 회복되었다고 한다.

마더 테레사 효과도 꽤 유명하다. 1998년도 미국 하버드대학교 의과대학에서 진행한 한 연구를 살펴보자. 이 연구팀은 '남을 위해 봉사 활동을 하거나 착한 행위를 보는 것만으로도 인체의 면역 기능은 향상한다'는 가설을 세우고 대상자 중 132명에게 마더 테레사가 봉사하는 영상을 50분간 보여줬다. 시청이 끝난 뒤 바로 이들의 항체를 조사한 결과 보통 영상을 본 그룹에 비해 면역 항체 수치가 크게 높아졌다. 이렇게 상승한 수치는 최소 며칠, 최대 몇 주간 지속됐다. 이 반응의 핵심은 침샘에 있었다. 사람은 침은 면역 항체를 포함하는데, 근심이나 긴장 상태가 지속되면 침이 말라서 항체가 줄어든다. 반면 기분이 좋아지는 영상

가령, 마더 테레사의 일대기나 봉사하는 장면 등을 보면 침을 포함한 타액 분비량이 늘어서 면역 항체도 같이 증가하는 것이다. 본인이 직접 다른 이를 돕는 경우, 이 기분 좋은 상태(심리적 포만감)가 더 길어진다는 보고가 있다. 부가적인 신체 변화도 주목할 만하다. 혈압과 콜레스테롤 수치가 낮아지고 행복 호르몬인 엔도르핀이 적정 수치 3배 이상으로 분비된다.

봉사가 주는 건강 효과

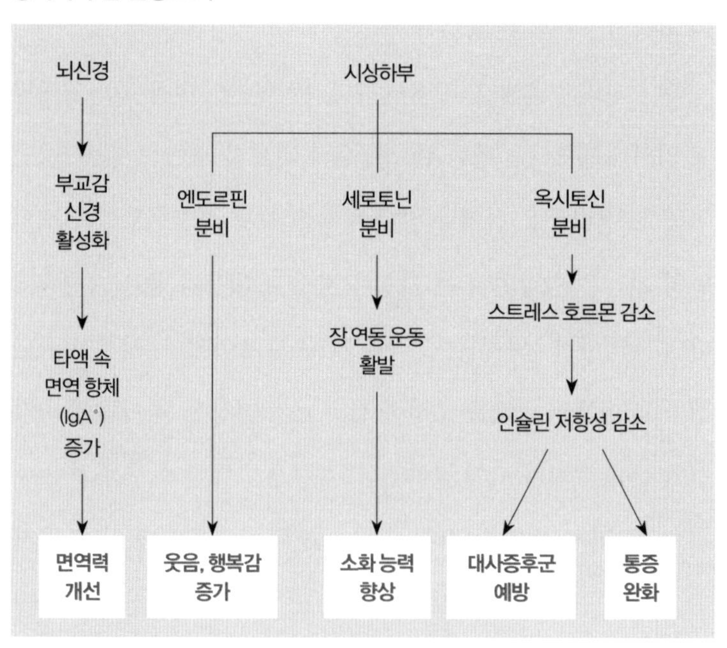

* 면역 글로불린 중 하나인 이뮤노글로불린(immunoglobulin A, IgA)

영국의 철학자 토마스 홉스Thomas Hobbes는 평소 인간은 오로지 자신의 이익만을 추구한다고 주장했다. 그러던 그가 어느 날 길을 걷다가 만난 거지에게 적선을 베풀었다. 이를 지켜본 그의 친구들은 거지에게 적선한 것은 이기적 행동이 아니기 때문에 홉스 자신의 이론과 맞지 않는다고 지적했다. 그러자 홉스는 "내가 거지에게 적선한 것은 거지를 돕기 위한 것이 아니라네. 내 돈을 받고 기뻐하는 거지를 보며 내가 즐거움을 얻을 수 있기 때문이네"라고 답했다.

심리학적으로 보면 내가 남을 도왔다는 사실만으로 스스로가 자신을 가치 있는 사람으로 인식하게 된다고 한다. 그 느낌은 곧 자존감으로 이어진다. 쉬운 예로 연말에 구세군 자선냄비에 동전 몇 개만 넣어도 대개는 뿌듯함을 느낀다.

봉사 자체가 인성과 자존감에 좋은 영향을 미치기 때문인지 최근 대기업은 직원들의 사회봉사 활동에 가산점을 부여하는 등 나눔 활동을 적극적으로 권하고 있다. 기업이 단지 사회 환원만을 목적으로 움직이는 것은 아니다. 실질적으로 직원들은 이 과정으로 업무 스트레스를 해소할 수 있고 자존감, 긍정적인 마인드가 생겨서 더 좋은 에너지를 업무에 쏟을 수 있다.

우리 가족 또한 30년 동안 꾸준히 필리핀으로 의료 봉사를 다니고 있다. 큰아이가 서른, 둘째가 스물여섯인데 아이들이 각각 네 살 때부터 시작한 활동이다. 요즘은 아이도 부모도 나름의 이유로 바쁘게 일상을 보내는 구조인데, 여름·겨울 방학 기간을 이용해 의료 봉사를 다니며 우리 가족은 우리만의 이야기를 쌓을 수 있었다. "바얀 마을로 가던 길에는 저녁 8시에 출발해서 새벽 1시에 도착했었지" "진흙으로 된 그 길을 손전등 하나로 올라갔었지" 등등 고생했던 이야기를 나눌 때면 우리 가족 모두 얼굴이 화사하게 피고 여전히 행복함을 느낀다. 면역력은 이럴 때 증가한다. 나눔 활동으로 신체는 건강에 유익한 호르몬을 마구 분비한다는 사실을 기억하자.

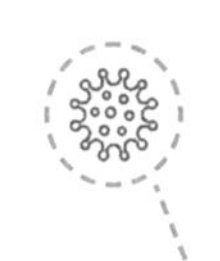

백신을 투여한 이후

접종을 할지 말지보다 쉬는 데 집중

전 세계는 이제 코로나19 바이러스 백신을 접종하는 비율이 조금씩 높아지고 있다. 이 백신은 독감 백신보다 부작용 보고가 많은 편인데, 개발된 지 얼마 되지 않았고 바이러스 변종도 계속되고 있기에 부작용이 생기는 것은 어쩔 수 없다. 그래서 의사들은 접종 전에 대상자에게 "가벼운 몸살 증세부터 심각한 근육통이나 발열, 오한 등의 증상이 발생할 수도 있습니다"라고 미리 설명한다. 그렇다고 미리 겁을 낼 필요는 없다. 백신 접종 후 부작용이 생긴다는 것은 몸 안에서 면역 반응이 일어나고 있다는 긍정적인 신호이기 때문이다.

백신은 충분한 임상 실험을 거쳐 생산된다는 사실을 기억해야 한다. 실제로 부작용이 발생하는 비율은 전체 접종자를 두고 본다면 아주 미미한 수준이다. 현재 세계는 백신 접종으로 코로나19 바이러스에 대항할 면역력을 갖추는 게 우선이다.

백신 접종을 할지 말지보다 접종 이후 관리에 더 초점을 맞추길 바란다. 가장 우선적인 관리는 일주일 정도 절대 무리하지 않는 것이다. 수면 시간도 중요하다. 강동경희대학교병원 신경과 신원철 교수 또한 "잠을 규칙적으로 깊이 자야 면역 체계를 조절하는 NK세포 같은 면역 세포가 제 기능을 할 수 있다"며 "코로나19 백신 접종 후 항체 형성률을 높이려면 백신 접종 전후 일주일 정도는 규칙적으로 7시간 이상 자야 한다"고 강조했다.

면역력을 결정짓는 수면 단계는 '서파 수면Slow Wave Sleep'이다. 서파 수면기는 가장 깊게 잠이 드는 밤 12시~새벽 3시까지의 상태를 말한다. 일반적으로 수면 단계는 비렘 수면non REM sleep과 렘 수면REM sleep으로 나뉜다. 보통은 잠자는 동안 모든 뇌 활동이 정지한다고 생각하지만, 그것은 비렘 수면기에 해당한다. 정상 성인 기준으로 수면은 4~6회 단계의 반복이다. 비렘 수면으로 시작해 뇌가 낮 동안 있었던 기억을 정리하느라 활동을

정상에 가까운 수면 단계의 변화

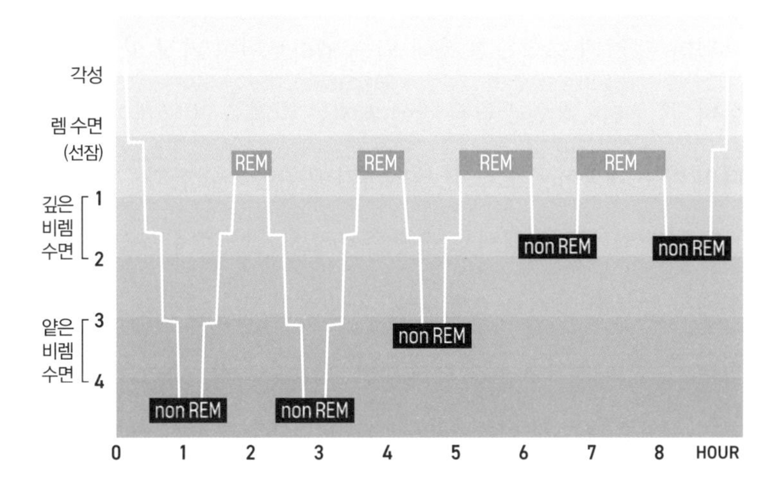

신체 상태에 따른 뇌파 변화

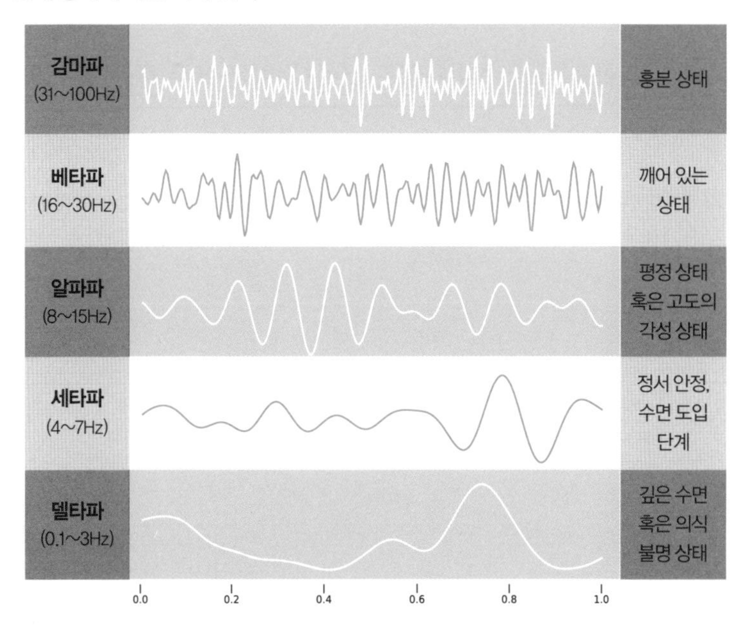

시작하는 렘 수면기가 오고, 이후 이 과정이 약 90분 주기로 반복된다. 그런데 면역에 도움이 되는 멜라토닌이 가장 왕성하게 분비되는 때는 최초로 깊은 잠에 빠져든 비렘 수면 단계이다. 이때 뇌파는 파장이 크고 느린 델타파가 우위를 차지한다.

평소 면역계를 위해서도 수면은 중요하지만, 백신을 맞은 이후에도 충분히 쉬지 않으면 항체 형성에 문제가 생긴다. 지난해 건강한 성인 83명을 대상으로 인플루엔자(독감) 백신 접종 후 수면 시간을 충분히 가진 사람과 아닌 사람을 조사한 결과 형성된 항체 수에 큰 차이가 있었다. 깊은 수면이 면역 세포 중에서도 NK세포, 헬퍼 T세포의 기능을 활성화하는 만큼 백신 접종 이후에도 영향을 미칠 수밖에 없는 것이다. 최근 미국·중국에서 발표한 연구에서도 NK세포 숫자가 많을수록 자연 치유력이 높아져 코로나19 바이러스에 감염되더라도 회복이 빠르다고 발표한 바 있다.

현재 면역 상태 점검하기

지금 내 면역력은 어떤 상태일까?

건강을 지키기 위해서 현재 자신의 면역력이 어떤 수준인지 상태를 알아보는 것이 중요하다. 생활 습관, 패턴, 증상을 통해 자신의 면역 상태를 진단해보자.

※각 항목에 대해 점수를 매긴 다음 합산한다.

그렇다	가끔 그렇다	아니다
0	1	2

정서, 감정 면역력

1	불평, 불만, 짜증, 화를 잘 낸다.	
2	기억력이 저하됐다고 느낀다.	
3	하찮은 일에도 긴장한다.	
4	마음이 초조하여 집중력이 떨어진다.	
5	울어야 할 순간에도 감정이 메말라 눈물이 안 나오거나 눈물을 억지로 참는 편이다.	
6	웃을 일이 별로 없고 다른 사람은 재밌다는 상황에도 전혀 흥미가 없다.	
7	취미가 없고 삶의 의욕이 부족하다.	
8	미움, 시기, 질투, 증오, 화, 성, 저주, 분노 등의 감정이 자주 생긴다.	
9	자신의 성격이 싫어진다.	
10	나이보다 나이가 더 들어 보인다.	
11	열심히 일하고 성실하게 생활한다.	
12	성격이 급하다.	
13	성격이 밝고 쾌활하며 낙천적이다.	

사회 면역력

1	아침에 일어났을 때 학교나 직장에 가야 한다고 생각하면 우울하다.	
2	학업이나 일에 자신감이 없다.	
3	아무것도 아닌 것에 마음이 쓰여 일이 되지 않는다.	
4	반복적인 일이나 생활에 싫증이 난다.	
5	왠지 사람이 싫어 다른 사람과 만나는 것을 피하고 싶다.	
6	가족 간에 사이가 좋지 않다. (예: 고부 갈등, 부부 갈등, 부모 · 자녀 갈등 등)	
7	부채에 시달리거나 경제적 어려움을 감당하기가 힘들다.	
8	뉴스를 듣거나 신문을 본 뒤 쉽게 스트레스를 받는다.	
9	남과 비교하면 자신이 비참하다고 느낀다.	
10	질병, 실직, 자연재해, 원만하지 않은 대인 관계 등이 문득문득 떠올라 불안하다.	

영양 면역력

1	입안에 질병이 자주 생긴다.	
2	과식, 폭식하는 경향이 있다.	
3	자극적인 음식(너무 매운 것, 짠 것, 탄 것, 신 것, 소금에 절인 것, 후추·고춧가루 같은 양념)을 즐겨 먹는 편이다.	
4	식사가 불규칙하다.	
5	하루 두 끼 이상 외식하는 경우가 잦다.	
6	한두 주 동안 3~4회 이상 술을 마시고 과음, 폭음한다.	
7	채소와 과일을 잘 먹지 않는다.	
8	한 주 동안 3회 이상 육류 위주의 식사를 한다.	
9	영양이 한 쪽으로 편중된 식사를 한다.	
10	다이어트 중이다.	

신체 면역력

1	감기에 잘 걸리는 편이다.	
2	상처가 잘 낫지 않는다.	
3	운동 부족이라 느낀다.	
4	하루 동안 3~5개비 이상 담배를 피운다.	
5	잠을 청해도 잠이 잘 오지 않거나 밤중에 잠이 깨면 다시 잠들 수 없다.	
6	잠을 자고 난 뒤에도 상쾌하지 않으며, 자고 일어나면 피부가 푸석하다.	
7	자면서 이갈이가 심하고 평소에도 자주 이를 간다.	
8	목, 어깨 결림, 요통이 있거나 몸이 뻐근하다.	
9	한 주 동안 3회 이상 샤워만으로 목욕을 끝낼 때가 많다.	
10	쉽게 피곤을 느끼고 피로가 잘 회복되지 않는다.	
11	몸이 차다.	
12	변비 · 설사가 잦다.	
13	입이 자주 마른다.	
14	두통이 있다.	
15	이명(귀가 울리는 증상)이 있다.	
16	피부가 가렵다.	
17	가슴앓이를 한다.	
18	눈이 피로하다.	
19	계단을 걸으면 곧 숨이 차며 다리가 아프다.	
20	주로 책상에서 일하거나 집안일만 한다.	

81점 이상 (최우수: 면역력 상태가 최상입니다.)

61~80점 (우수: 건강 상태 양호. 현재 수준을 유지할 수 있도록 노력해요.)

51~60점 (보통: 우수 혹은 최우수 상태가 될 수 있도록 면역력을 높이는 습관을 실천해요.)

31~50점 (주의가 필요: 스트레스를 받지 않도록 노력하고 생활 습관을 적극 개선해요.)

30점 이하 (위험: 곧 병에 노출될 수 있습니다. 건강 검진으로 상태를 정확히 파악해요.)

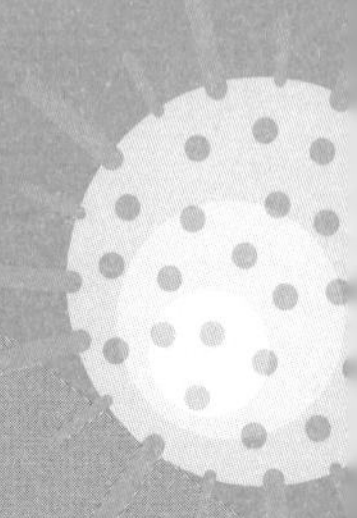

제3장

해부학적 면역력, 이렇게 생긴다!

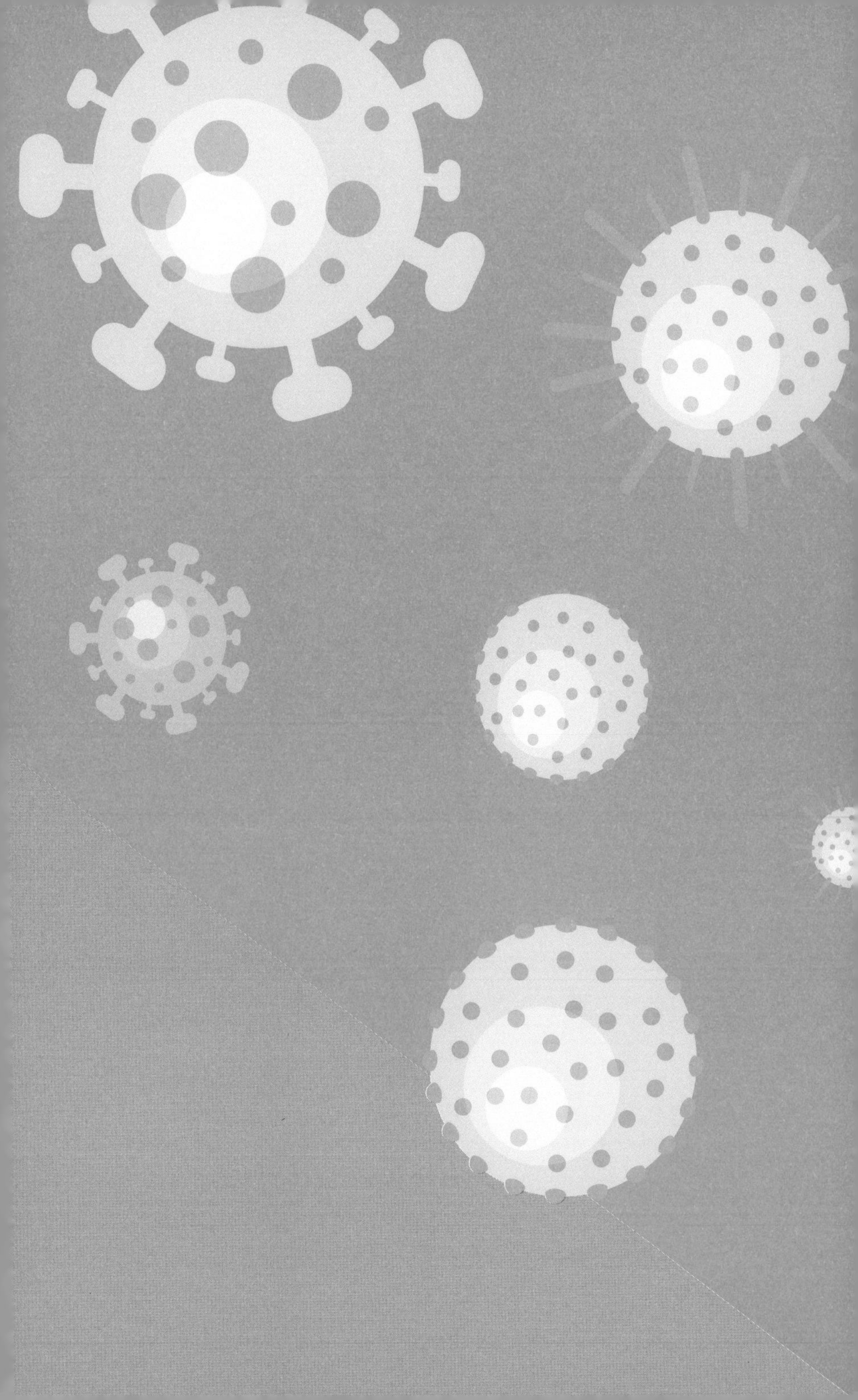

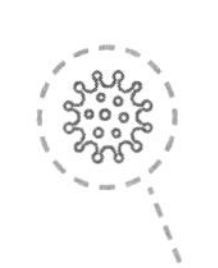

규칙적으로 산다는 것 _ 신체 면역력 ①

규칙은
인류가 생존을 위해
만든 작은 약속

우리는 어린 시절부터 부모나 스승에게 '규칙적으로 살아라' '규칙을 잘 지켜라'와 같은 조언을 많이 들으며 자란다. 살아가다 보면 규칙이 주는 유익이 불규칙에서 오는 유해보다 더 많기 때문이다. 그러니 우리를 아끼는 사람들은 누구나 우리가 잘되길 바라는 마음에 '규칙'을 강조한 것이다. 예를 들면 하루 세 끼 식사를 잘 챙겨 먹는 일, 식후 양치질을 잊지 않는 것, 등하교 혹은 출퇴근 시간이 정해져 있는 것 등이다.

그런 면에서 현대인들은 세상이 만든 규칙에 순응하며 살아가고 있는 것인지도 모른다. 생활 습관의 규칙에서 벗어났을 때 몸이 스트레스를 받기 때문이다. 가까운 예로 늦게까지 TV나 영화를 보다가 새벽에 잠들었다고 하자. 보통 우리 몸은 일정 규칙을 기억하고 있다. 예를 들어 아침을 주로 7시에 먹는다고 하면 그 시간이 되기 10~20분 전에 소화 효소가 최고조로 분비돼 식사를 맞이할 준비를 한다. 하지만 늦게 잠들어 다음날 늦잠을 자면 체내 소화 효소와 호르몬이 혼란에 빠진다. 이런 불규칙성이 결국 체중을 불게 하고 항상성을 깨뜨리는 것이다.

물론 반대의 경우도 있다. 사회와 직장이 만든 규칙이 스트레스가 되는 것이다. 대개 자유롭고 낙천적인 성격을 가진 사람들이 스트레스를 유난히 많이 받는다. 규칙에 얽매인다는 것은 초 단위, 분 단위를 계산하며 움직여야 하는 것과 마찬가지다. 이를 따라가기 어려운 성향 혹은 환경일 때 스트레스 지수는 높아진다. 그래서 규칙을 무너뜨리고 불규칙해졌을 때 일시적인 해방감을 느낀다. 규칙에 얽매이기 싫다는 사람들이 많은 것도 이런 이유다. 사람들은 어떤 식으로든 틀을 깨길 원하고 가끔은 하루 결근하고 싶다든지 갑자기 바닷가에 가고 싶다든지 하는 소소한 일탈을 꿈꾼다. 이 과정이 자유로운 사고에 도움을 줘 창의성으로 연결되기도 하지만, 불규칙한 생활이 계속되다 보면 어느 순간 상황이 뒤집혀 또 스트레스를 받게 될 것이다.

결국 근소한 차이로 누군가는 과도한 규칙 속에 있어서, 또 누군가는 지나치게 자유로워서 스트레스를 받고 면역력이 떨어진다. 면역력이 저하됐을 때 나타나기 쉬운 신체 변화로는 두드러기, 소화 불량, 불면증, 구내염, 무기력 등이 있다. 피로가 계속 누적될 경우, 상처 치유 지연이나 각종 염증 반응이 일어날 수 있다.

신체 면역을 위해 내가 제일 먼저 강조하고 싶은 부분은 이것이다. 바로 빈틈없이 규칙적인 게 아니라 적당히 규칙적으로 사

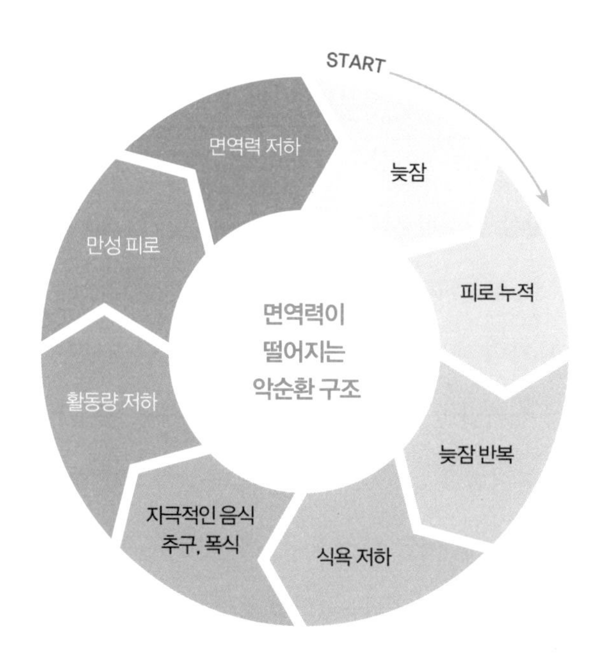

는 습관이다. 즉, 스트레스를 유발할 정도로 불규칙한 생활은 견제할 필요가 있다. 무엇이 옳다 틀리다의 문제가 아니라 본인 건강에 잘 맞는 패턴을 발견해야 한다. 불규칙한 생활 중에서도 누군가는 식사 때를 자주 놓치거나 폭식해서, 누군가는 운동했다 안 했다를 반복해서, 또 누군가는 수면 패턴이 너무 자주 바뀌어서 몸에 이상이 생긴다. 균형에 민감한 면역계는 이럴 때 쉽게 흐트러진다.

면역력을 회복하는 첫걸음은 결국 생활 습관에 어느 정도 리듬을 만들어주는 것이다. 악순환의 고리를 끊고 선순환 구조를 만들어야 하는데, 이때 가장 실천하기 쉬운 방법 하나를 떠올려 열흘이라도 꾸준히 시도해보자. 가령 잠드는 시간을 밤 11시로 정하고 일주일에 4번 이상은 무조건 해내겠다는 다짐을 한다.

만약 상황상 일정한 시간에 잠들기 어렵다면 수면 부족, 늦잠, 영양 불균형, 운동 부족, 과로, 만성 피로 수순 중에서 다른 부분을 살핀다. 가령 패스트 푸드 먹지 않기, 퇴근길 30분 걷기 등으로 내 일상을 약간만 바꿔도 순환 구조에 변화가 찾아온다. 공부든 일이든 한꺼번에 몰아서 하는 습관 때문에 새벽에 잠이 드는 사람도 있다. 이럴 때는 늦잠을 잔 뒤 아침을 거르고 점심이나 저녁에 폭식하기 일쑤인데, 늦잠을 잤어도 간소하게 아침을 먹는 연습, 그래서 뒤이은 식사 때에 섭취량을 낮출 수 있도록 노력한다.

약간의 규칙과 리듬이 일상에 안정을 가져온다. 규칙에 나를 옭아매라는 얘기가 절대 아니다. 적당한 안정감과 편안함이 교감신경과 부교감신경의 균형을 가져와 면역계가 제대로 작동할 수 있도록 신경을 쓰자는 의미다. 참고로 교감신경이 지나치게 우세한 환경에서는 몸에 긴장이 이어져 조직의 순환이 줄어들고 몸속에 노폐물이 쌓이게 된다. 결국 염증 반응이 증가해 두통, 이명, 요통, 관절염, 탈모 등이 생길 수 있다. 반대로 부교감신경 항진으로 기능이 저하되면 림프구가 감소하고 분비, 배설 기능이 떨어지게 된다. 결국 감염에 쉽게 노출되어 질병을 유발한다.

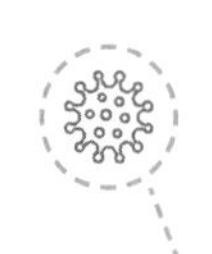

팬데믹 시대의 운동법 _ 신체 면역력 ②

근육과 면역력을 유지하는 비결, 매일 30분 운동

운동이 면역력을 높인다는 사실은 누구나 알고 있을 것이다. 우리 몸속에서 열을 가장 많이 생성하는 기관이 근육인데, 운동은 바로 이 근육을 직접 사용하게 해 체온을 높이고 혈액 순환을 돕는다. 또한 몸의 상비군인 백혈구의 활동을 도와 결과적으로 면역력을 높인다. 무엇보다 운동 덕에 인체는 불필요한 체지방을 줄이고 근육량을 늘려 적정 체중을 유지할 수 있다. 비만과 성인병을 예방한다는 점이 곧 면역으로 연결되는 셈이다. 이 밖에 뇌 기능을 활성화해 즐거움, 혈압 및 호흡 조절에 관여하는 신경 전달 물질, 도파민과 신경 전달 작용을 하는 노르에피네프린의 분비를 높여 인체의 긴장감을 완화한다.

그러나 근육은 운동하지 않으면 점점 줄어들 수밖에 없다. 일주일 동안 꼼짝하지 않고 누워만 있으면 근육량이 27%나 줄어든다. 또한 우리 몸의 근육량은 스무 살을 기점으로 조금씩 줄어들기 시작하는데, 50세 이후에는 매년 1~2%씩 감소한다. 근육량이 줄어들면 앞서 설명한 몸의 면역 기능에 문제가 생기는 건 너무도 당연한 일이다. 문제는 현대인들이 워낙 바쁘게 살다 보니 쉽게 운동 부족이 된다는 것이다. 특히 이번 코로나19 팬데믹으로 활동량과 운동량이 줄었고, 그로 인해 몸무게가 3*kg* 이상 늘었다고 답한 사람이 46%(만 20세 이상 성인 남녀 1천 명 대상)였다.

이제는 면역력이 다른 어떤 것보다 중요한 시대가 된 만큼 하루 30분은 꼭 운동에 투자하길 바란다. 일하는 틈틈이 스트레칭이나 맨손 체조를 해도 되고, 출퇴근 때 걷거나 자전거를 타는 방법도 좋다. 요즘 같은 비대면 사회에서는 방역 수칙을 준수하는 선에서 소규모 그룹 운동을 실천하는 것도 효과적이다. 혼자 하는 운동이 익숙한 경우에는 스테퍼 같은 도구를 활용해 스트레칭 및 근력 운동도 할 수 있다. 운동을 꼭 해야겠다는 의지가 무엇보다 중요하다.

개인적으로 나는 진료하는 틈틈이 쪼그리고 앉았다 일어서기를 반복한다. 아령을 쥔 듯 팔에 힘을 주면서 팔꿈치를 접었다 펴는 동작도 수시로 한다. 운동을 막 시작한 사람들에게는 이렇게 일상 속에서 움직임을 늘리는 방법을 권하고 싶다. 10~15분 운동을 반복한 뒤 5분 정도 휴식을 취하고, 하루에 3회 이상 반복해 30~60분 운동 시간을 채우길 추천한다. 일주일에 3~5일 정도는 운동 강도를 유지해야 한다.

이 과정에서 별 무리를 느끼지 않았다면 2단계로 넘어갈 순간이다. 관절 부위에 약간의 물리적인 자극을 주는 운동을 시작하는 것이다. 점프, 발차기, 달리기, 높이뛰기 등을 주 5회 정도 실천한다. 단, 점프하는 동작이 무릎에 부담을 줄 수 있으니 하루 200회 이상은 넘기지 않도록 조절한다.

3단계는 주 3회 30분씩 줄넘기, 배드민턴, 댄스 같은 스포츠에 도전해도 좋다. 하지만 팬데믹 시대인 만큼 대면을 줄이면서 적정 강도로 운동할 수 있는 줄넘기, 스쾃 등을 추천한다. 확진자가 많이 나오지 않을 때는 수영, 웨이트 트레이닝도 괜찮다. 웨이트 트레이닝 동작 중에서 스쾃은 양발을 좌우로 벌려 등을 편 채 무릎을 굽혔다 폈다 반복하는 운동이다. 이 운동은 혈당을 낮추고 혈액 순환을 돕는 특징이 있다. 집에서 운동할 수밖에 없다면 스쾃을 10개씩, 하루 3세트 정도 실천하는 것도 효과적이다. 그 다음 단계로는 전신 지구력 운동이 있다. 자전거 타기, 스키, 등산 같은 운동이다. 이런 고강도 운동은 주 1회 60분 정도면 충분하다.

몸짱이 아니라 면역짱이 목표

면역력을 키우는 운동은 소위 말하는 '몸짱'을 목표로 하는 운동과 조금 다르다. 지나친 운동은 운동 부족과 비슷할 정도로 몸에 해롭다. 운동을 과로하듯 하면 산화 물질이 증가하고 그 물질이 세포를 공격할 수 있다.

병원에 내원한 환자 중에서도 과도한 운동이 오히려 독이 된 경우가 있었다. 캐나다에서 온 남성은 폐암에 걸렸는데, 그의 부인은 "우리 남편은 마라톤 42.195*km* 풀코스를 여덟 번이나 완주했을 정도로 건강하거든요. 그런데 어쩌다 폐암이 생겼을까요?" 하며 의아해했다. 나는 그때 이렇게 답했다. "남편은 마라톤을 하면서 신체가 견딜 수 없을 만큼 몸을 혹사했기 때문에 폐암을 일으킨 듯합니다."

몸짱이 아니라 면역짱이 되기 위해서는 자신의 체력과 환경을 고려해서 운동을 택해야 한다. 평소에 운동을 거의 하지 않았거나 체력이 떨어진 상태라면 먼저 혈액 순환이 원활해지도록 손과 발, 귀 등을 만져주는 가벼운 마사지부터 시작하는 게 좋다. 손등을 밀어 자극하거나 손가락을 잡아당기고, 발바닥을 쓰다듬거나 두들기는 행동이 혈액 순환을 개선한다. 안면 운동도 필수다. 얼굴을 손으로 비비거나, 인상을 찌푸렸다 펴기, 눈 돌리기, 크게 웃기 등의 움직임으로도 긴장한 안면 근육을 풀어줄 수 있다.

면역 세포는 주로 림프절을 따라 분포하고 이동한다. 그래서 림프절을 자주 마사지하면 혈액과 림프* 흐름이 좋아지고 신진대사도 원활해진다. 이 과정으로 인체는 노폐물이나 지방이 쉽게 쌓이지 않게 된다. 목 주변과 귀 아래, 겨드랑이, 쇄골 바깥쪽, 복부, 사타구니 등을 가볍게 자주 마사지하자. 손가락으로 꾹꾹 눌러주거나 손바닥으로 쓸어주는 것만으로도 효과가 있다.

그 밖에 몸에 무리를 주지 않는 운동으로 수영, 훌라후프, 산책, 등산, 스포츠 댄스 등도 추천한다. 유산소든 근력 운동이든

* 혈관과 조직을 연결하는 성분으로 면역 항체를 운반하는 작용을 한다.

간단한 손발 림프 마사지

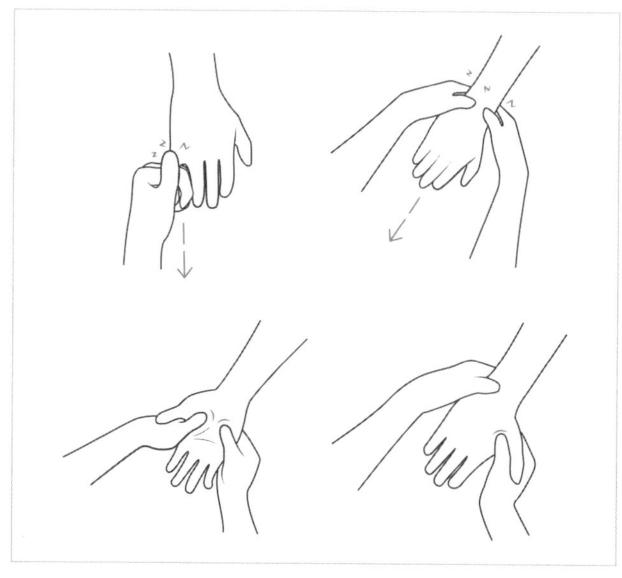

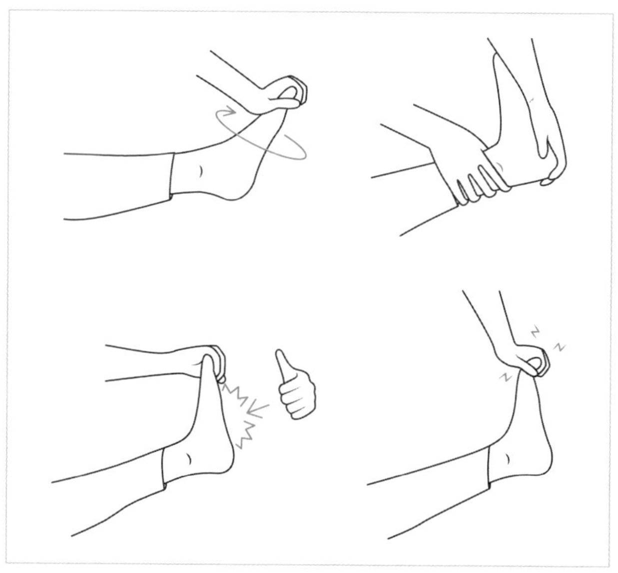

운동을 할 때는 호흡이 매우 중요하다. 들숨은 코로, 날숨은 입을 사용하되, 들숨을 쉴 때는 몸에 이로운 모든 것을 들이마신다는 생각으로, 날숨을 쉴 때는 내 몸의 안 좋은 물질을 모두 내보낸다는 생각으로 숨을 쉰다.

여러 운동 중에서도 걷기는 최고의 운동이라 꼽을 만하다. 걸을 때는 바른 자세를 유지해야 운동 효과가 크다. 등을 곧게 펴고 목과 어깨, 허리가 일직선이 되도록 한 다음, 턱은 몸쪽으로 가볍게 당기고 배에 힘을 준 상태로 리드미컬하게 걷는다. 걸을 때 허리가 틀어지지 않도록 하고, 시선은 20~30*m* 앞을 주시하

바른 걷기 자세

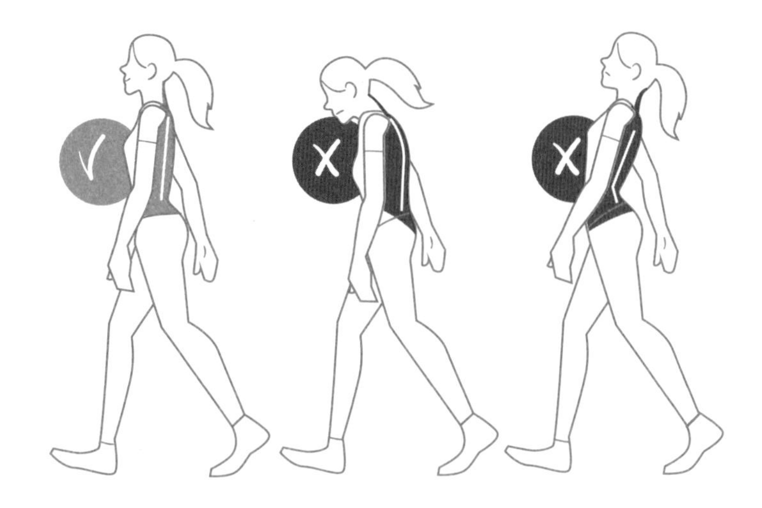

는 게 좋다. 양발 모양은 되도록 11자가 되게 하고, 보폭은 자신의 키에서 1m를 뺀 정도가 적당하다.

바르게 걷기는 신체에 무리를 주지 않으면서 자세 교정에 효과적이다. 특별한 기구나 공간, 비용 등을 필요로 하지 않는다는 면에서도 좋은 운동이다. 걷기는 '제2의 심장'이라 불리는 종아리 근육을 자극해 혈액 순환을 돕는다. 밑으로 내려온 혈액이 다시 심장으로 돌아갈 수 있도록 돕는 것이다. 혈관 내 압력을 낮추는 작용을 해 뇌에서 근육에 이르는 신경 경로가 튼튼해지는 효과도 기대할 수 있다.

또한 체력이 떨어진 상태에서도 시작할 수 있는 몇 안 되는 운동이 걷기다. 몸 상태에 맞게 강도(걷는 속도 및 시간)를 높여가면 된다. 걷기 속도는 자신의 체력에 맞추되, 평소 걸음보다 조금 빨리 걷는 정도가 적당하다. 평소 운동을 하지 않다가 처음 시작하는 경우에는 관절에 무리를 줄 수 있으니 너무 빠르게 걷지 않도록 주의한다. 그렇다고 너무 느리게 걸으면 근육이 단련되지 않고 체온 상승 효과도 기대할 수 없다. 걷는 것만으로도 교감신경을 자극할 수 있는 것도 큰 장점이다. 체온이 올라가고 의욕이 생기는 등 컨디션이 눈에 띄게 좋아질 것이다. 우울증 치료제를 대신할 정도라 하니 믿고 시작해보자.

운동 전후 스트레칭

스트레칭은 몸을 늘리는 행위다. 뭉친 근육을 이완시키면 운동할 때 부상의 위험을 줄일 수 있고, 마찬가지 이유로 운동 이후 가볍게 스트레칭하면 근육이 뭉치는 것을 방지할 수 있다. 운동 전후 스트레칭으로 나는 국민체조 동작을 추천한다. 손목, 발목, 어깨, 목, 무릎 등 각 관절 부위를 풀어줄 수 있고 허리와 옆구리, 가슴 운동, 숨쉬기 동작까지 포함되어 있어 구성이 탁월하다.

추천 동작

① 머리 뒤로 깍지 끼고 손 위로 뻗기

② 팔꿈치를 머리 뒤로 올려 반대쪽 손으로 누르기 (양쪽 팔 번갈아 실시)

③ ②의 자세 그대로 허리를 옆으로 굽히기 (양쪽 허리 번갈아 실시)

④ 발을 앞뒤로 넓게 벌려 앞쪽 다리 무릎 굽히기 (양쪽 발 번갈아 실시)

⑤ 한 발로 서서 무릎 끌어안기 (양쪽 다리 번갈아 실시)

⑥ 두 발을 모으고 서서 허리를 아래로 굽히기 (가능한 한 손이 바닥에 닿도록)

⑦ 발을 앞뒤로 넓게 벌려 앞쪽 다리에 힘을 싣고 벽 밀기 (양쪽 다리 번갈아 실시)

⑧ 팔다리 벌려 뛰기 (10~20회)

⑨ 어깨와 목 풀기 (목 돌리기, 어깨 앞뒤로 돌리기)

⑩ 팔 벌려 숨쉬기

걷기로 운동 효과를 기대하고 싶다면 매일 적어도 1만 보는 걸어야 한다. 하지만 운동을 갓 시작한 경우라면 하루 30분씩 꾸준히 걸으며 먼저 체력을 키워야 한다. 이후에도 시간을 따로 만들어 1만 보를 채우는 게 부담스럽다면 일상생활에서 걷는 시간을 늘리는 것도 좋은 방법이다. 쉬운 예로 엘리베이터 대신 계단 이용하기, 버스 한 정거장 거리는 걸어 다니기, 마트에 배달을 시키는 대신 직접 장 보기 같은 방법이 있다.

운동할 때는 정신 건강도 고려해야 한다. 점수를 내는 경기나 서로 내기를 하는 운동은 효과를 기대하기 어렵다. 오히려 지나치게 승부욕을 자극해 스트레스가 더 쌓일 수 있다. 어떤 운동이든 일주일에 3~5일, 하루 30~60분, 강도는 약간 땀은 흐르지만 옆 사람과 대화가 가능한 정도가 적당하다. 다만 걷기 역시 근육운동이므로 운동 전후에 반드시 관절을 풀어주거나 근육을 쭉 펴는 등 간단한 스트레칭을 잊지 말아야 한다.

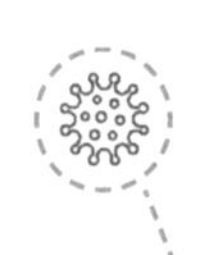

어떻게 먹어야 할 것인가 _ 영양 면역력 ①

충분한 영양소, 비타민과 미네랄, 항산화 식품의 힘

음식에 들어 있는 식물성 영양소는 지금까지 밝혀지고 기록된 것만 해도 2만5천여 가지가 넘는다. 즉, 여기서 한두 가지를 택한다고 면역이 훅 증가할 리는 없다는 얘기다. 한 예로 "우리 아이는 고기가 없으면 밥을 안 먹어요"라고 말하는 엄마들이 있다. 하지만 이는 어렸을 때부터 균형 잡힌 식사를 하지 않았다는 의미이지 기호의 문제가 아니다. 편향된 식습관을 바로잡지 않으면 어른이 될 때까지 영양 불균형이 이어질 수밖에 없는 것이다.

잘못된 식습관으로 면역력이 약해지면 어른이 됐을 때 여러 질병이 발생할 수 있다. 몸에 좋은 한 가지 식품만을 집중적으로 섭취하는 것보다 여러 가지 식품을 골고루 섭취해야 균형 면에서 좋다. 우리 몸이 필요로 하는 모든 영양소가 다 들어 있는 한 가지 식품은 세상 어디에도 없다. 균형 잡힌 면역력을 원한다면 균형 잡힌 식사를 꾸준히 실천해 몸에 차곡차곡 쌓는 방법뿐이다. 여기서 말하는 균형 잡힌 식단은 충분한 영양소, 비타민, 미네랄, 항산화 물질 등이 골고루 포함된 식사다. 전문적으로 말하자면 식품 피라미드처럼 식사를 하라는 얘기다.

식품 피라미드의 첫 번째 단계 즉, 맨 아래층은 탄수화물이 포함된 곡류 및 전분류다. 탄수화물은 몸을 유지하는 데 필요한 에너지의 상당 부분을 공급한다. 뇌와 신경 조직이 제대로 기능하도록 에너지를 제공하므로 부족하지 않게 섭취해야만 한다. 특히 아침 식사 때 탄수화물을 섭취하는 것은 더욱 중요하다. 밤사이에 공복 상태였던 심신에 연료를 넣어주는 것과 같기 때문이다. 아침을 거르면 공복 상태가 길어져 심신이 빨리 지치게 된다. 우리가 밤새 잠을 자는 동안 체온이 1도 정도 떨어지고 그에 따라 뇌 기능도 둔화하는데, 탄수화물을 포함한 아침을 잘 챙겨 먹으면 포도당을 보충해 에너지가 원상태가 된다.

피라미드 두 번째 층은 비타민과 미네랄로 이뤄진 채소류와 과일류다. 채소를 충분히 먹으면 암 발병률을 낮출 수 있다는 의학 연구 결과는 전문 학회지에 심심치 않게 등장한다. 또한 미국 국립보건원(National Institutes of Health, NIH)에서 지원하는 몇몇 의사들의 연구 보고에 따르면 채식주의자는 비채식주의자와 비교했을 때 대장암, 전립선암 등이 발생할 확률이 현저히 낮았다. 연구 대상자 34,198명(여성: 20,341명)을 6년 동안 코호트 분석* 한 결과였다.

과일 속 비타민은 대사 조절과 효소 작용에 도움을 준다. 또한 채소에 풍부한 미네랄은 인체 조직의 성장, 신경 전달, 근육 수축, 수분 균형 유지에 꼭 필요하다. 탄수화물 다음으로 많이 섭취해야 하는 영양소이기에 적어도 끼니마다 채소 반찬 두 개 이상, 유산균의 보고인 김치, 과일 한 접시, 과일주스 한 잔 정도를 곁들이길 권한다.

세 번째 층은 칼슘을 함유한 우유 및 유제품이다. 칼슘은 뼈와 치아를 튼튼하게 하고, 뇌 전달 물질의 에너지원이 된다. 칼슘이

* 연구 주제에 따른 결과, 영향을 확인하기 위해 시간을 두고 해당 집단 혹은 대상을 분석하는 연구법이다. 변모 양태를 중점적으로 살핀다.

부족해서 정보 전달이 원활하지 않을 때 불안, 초조함, 산만함이 생길 수 있고 심하면 건망증, 치매로 이어진다. 우리나라 사람들 식생활 중 가장 결핍되기 쉬운 영양소인 만큼 특별히 잘 챙겨 먹도록 한다. 우유와 유제품의 하루 섭취량은 한두 잔 정도가 적당하다.

다음 네 번째 층은 단백질이 들어 있는 고기, 생선, 달걀, 콩류다. 단백질은 몸의 성장과 유지에 관여하며 호르몬이나 신경 전달 물질 등의 생체 조절 물질을 구성한다. 다만 육식에 너무 치우치면 교감신경이 지나치게 예민해져 면역력이 떨어질 수 있다. 평소에 전혀 고기를 먹지 않다가 하루에 몰아서 먹기보다는 매일 100g 정도씩 적당량 섭취하는 것이 좋다. 같은 단백질이라도 소고기나 돼지고기보다 닭고기나 오리고기 위주로 먹고, 육류보다는 생선을, 동물성 단백질 대신 식물성 단백질을 섭취하는 편이 낫다. 고기나 생선을 먹을 때는 채소를 곁들이자. 고기 한 점을 먹을 때 쌈 채소 서너 장을 함께 먹는 식이다. 이렇게 하면 고기 속 철분과 식물성 철분 모두를 제대로 흡수할 수 있다. 참고로 철분과 식이섬유는 몸의 신진대사를 원활하게 한다.

마지막 제일 꼭대기 층은 지방질을 함유한 유지, 견과류다. 지방질은 세포와 세포막을 구성하고 장기를 보호하며 체온 조절

면역력을 높이는 식품군 요약

탄수화물	쌀, 보리, 콩, 팥, 옥수수, 밀가루, 감자, 고구마, 밤, 토란 등
비타민, 미네랄	당근, 시금치, 고추, 쑥갓, 토마토, 배추, 무, 양배추, 양파, 파, 오이, 귤, 감, 딸기, 포도, 배, 참외, 수박, 사과, 미역, 다시마, 파래, 김, 톳, 버섯 등
단백질	소고기, 돼지고기, 닭고기, 오리고기, 양고기, 생선, 조개, 굴, 두부, 두유, 콩, 땅콩, 된장, 달걀 등
칼슘	우유, 요구르트, 멸치, 뱅어포, 잔 새우, 잔 멸치, 사골 등
지방	호두, 잣, 땅콩, 깨, 들기름, 참기름, 콩기름, 포도씨오일, 올리브오일, 현미오일 등
항산화 비타민	질경이 씨앗 껍질, 통곡 및 전곡류

과 생체 기능 조절 물질을 생성하도록 돕는다. 그러나 과량 섭취는 부작용을 가져오므로 적당한 양을 섭취하는 게 바람직하다. 견과류는 호두, 잣, 아몬드 등을 골고루 섞어 하루 1/3컵 정도 먹는 것이 적당하고, 유지류는 양념으로 먹 는 정도면 충분하다.

이와 같은 식품 피라미드에서 각 식품군의 위치는 중요도를 나타내기보다 섭취해야 할 양적 차이를 의미한다. 따라서 다섯 가지 식품을 골고루 먹어서 균형을 맞추는 게 무엇보다 중요하다. 각종 감염과 질병의 진행을 억제하는 면역력을 높이려면 항산화 영양소도 잊지 말아야 한다. 그래서 비타민A·C·E와 미네랄, 식이섬유소 등이 풍부한 채소와 과일, 곡류를 더욱 신경 써서 섭취해야 한다. 식이섬유는 과일, 채소, 통곡류, 씨앗, 견과류에 많이 함유되어 있다.

즐겁게 먹어야 흡수도 잘 된다

이렇게 다양한 영양소를 아무리 골고루 챙겨 먹어도 즐겁게, 맛있게 먹지 않으면 흡수율은 달라질 수 있다. 특히 현대인들의 고질병인 스트레스는 영양소 흡수에도 영향을 미친

식품 피라미드로 보는 균형 잡힌 식사

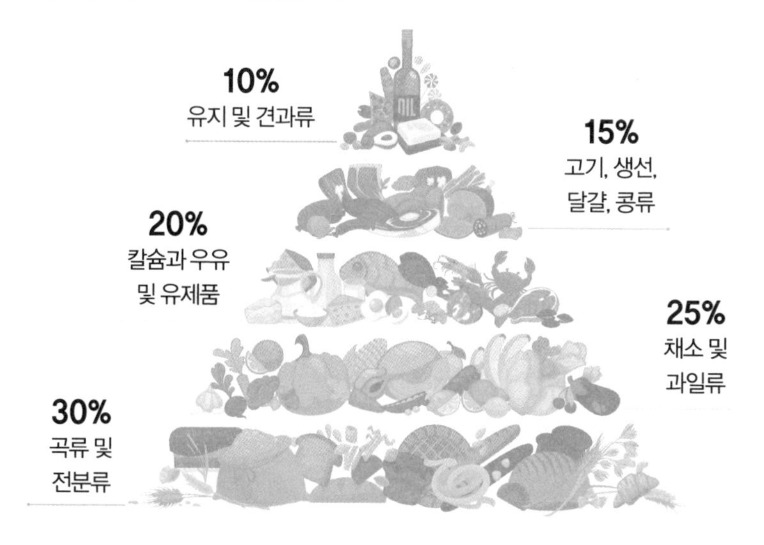

다. 가령 고민거리를 생각하면서 식사한다고 하자. 그러면 스트레스 호르몬이 방출하면서 교감신경이 우세해진다. 그로 인해 소화관 운동 및 소화 기능을 조절하는 미주 신경에 문제가 생겨 침 분비가 줄어들고 위장관의 소화 운동도 느려진다. 이 상태에서 영양소는 몸속으로 제대로 흡수되지 못한다. 반대로 즐거운 분위기에서 맛을 음미하며 천천히 먹으면 부교감신경을 자극해 위장관의 소화액이 잘 분비되도록 돕는다. 회사에서 상사에게 꾸중을 들은 날 입맛이 없고 속이 불편하게 느껴지는 것은 이와 같은 작용 때문이다. 결국 어떤 상황에서, 누구와 어떻게 먹느냐가 면역에도 영향을 미치는 것이다. 실제로 즐거운 분위기 속에서 맛있는 식사를 하면 림프구가 늘어난다는 보고도 있다.

식사 시간을 즐겁게 만드는 한 가지 방법으로 다른 사람과 함께 먹기를 권한다. 혼자 밥을 먹으면 식사 속도가 빨라져 소화 장애가 일어나고, 혈중 당 농도가 급속히 높아져 혈당을 낮추기 위해 인슐린이 분비되는데, 이 과정이 반복되면 어느 순간 몸이 인슐린이 주는 자극에 반응하지 않아 비만이 된다. 요즘처럼 감염이 유행인 시기에는 정말 가까운 소수의 지인, 가족이 모여 이야기를 나누며 천천히 식사하는 게 좋다.

영양소를 골고루 챙겨 먹는 과정이 어렵게 느껴진다면 다양한

레닌* 작용을 억제하는 식품군

채소	토마토, 아스파라거스, 가지, 파슬리, 셀러리, 우엉, 호박, 콩나물, 토란, 갓 등
수산물	오징어, 성게, 굴, 소라, 대합, 바지락 등
과일	딸기, 파인애플, 키위, 밀감, 석류 등
콩류	팥, 콩, 누에콩 등
발효식품	된장, 청국장, 매실 절임, 요구르트 등
기타	녹차, 와인, 메밀, 산초 열매 등

* 혈압을 높이는 것으로 알려진 단백질 가수 분해 효소.

색깔의 재료를 골라 식사를 준비하자. 색이 다양하다는 얘기는 그만큼 다양한 영양소를 함유하고 있음을 뜻한다. 혈당이 급격히 상승하지 않도록 가능한 한 잡곡밥을, 빨간색·노란색·초록색·주황색 등 다채로운 색을 지닌 채소와 과일을, 여기에 고기 또는 생선을 곁들인 식사는 각종 영양소뿐 아니라 미각, 후각, 시각, 촉각, 청각 즉, 오감을 자극할 수 있을 것이다.

잡곡밥은 쌀밥을 짓는 것보다 다소 손이 많이 갈지도 모른다. 그러나 영양 효율은 어마어마하다. 하얀색 찹쌀은 소화가 잘되고 비타민E를 함유하고 있어서 피부의 노화를 방지한다. 붉은색

팥과 검은콩은 붉은색 색소인 안토시아닌*이 풍부하다. 이 안토시아닌은 로돕신**의 재합성을 촉진해 눈 건강을 돕는다. 노란색 조와 기장, 수수 등은 강력한 항산화 물질로 알려진 베타카로틴이 풍부하다. 유방암, 대장암, 자궁경부암 환자에게도 종종 추천하는 식재료다. 갈색, 노란색의 곡물은 대개 폴리페놀 성분을 함유하고 있어서 항산화 효과가 뛰어나고 혈당치를 조절하는 역할을 한다. 신장에 무리를 주지 않는 저염식, 저칼륨식도 추천한다. 내분비계에서 일어나는 레닌의 작용을 억제해 혈압 상승을 막아주는 식품도 미리 알아두자.

음식을 먹을 때는 식품 고유의 향과 맛, 질감이 느껴지도록 오랫동안 꼭꼭 씹기를 바란다. 가족 간의 기분 좋은 대화, 맛깔스럽게 차려진 음식, 군침이 돌게 하는 맛있는 냄새, 자연식의 담백함… 이 모든 것이 몸을 만족시키는 균형 잡힌 식사의 조건이다.

* 과실, 꽃 등에 포함된 붉은색 색소로 시력 회복에 좋고 체내에서 항암 작용을 한다.

** 망막을 구성하는 세포 단백질. 자줏빛을 받아들일 때 필요한 성분이다.

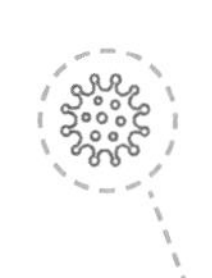

나를 살리는 자연식 _ 영양 면역력 ②

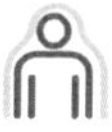

자연에서 온
제철 재료가
내 몸을 살린다

의학계는 현재 사람들에게 20여 종의 미네랄과 필수 비타민 15개를 매일같이 섭취할 것을 권한다. 그래서 누군가 면역을 위해 다양한 영양제를 챙겨 먹는다고 해도 그게 그리 어색한 모습은 아니다. 하지만 음식에는 면역에 꼭 필요한 성분뿐 아니라 식품 보조제에는 없는 고유의 영양 성분이 들어 있기에 이왕이면 그때그때 제철 재료로 영양을 획득하는 게 낫다.

음식물이 몸속에서 에너지로 전환되는 과정을 살펴보기로 하자. 우리가 먹는 밥과 고기, 채소와 과일 등이 위장관을 통과하

음식 섭취로 에너지를 얻는 신진대사 과정

식사를 하면 장에서 소화, 흡수 과정이 일어난다. 섭취한 음식물은 적당한 수분과 온도 등의 환경, 소화 효소를 만나 잘게 부서진 뒤 에너지원으로 사용된다. 탄수화물은 포도당으로, 지방은 지방산으로, 단백질은 아미노산 형태로 바뀐 뒤 혈관을 통해 전신으로 퍼져나가 생체 활동에 필요한 에너지원으로 쓰인다. 다 쓰고 남은 물질은 근육과 간에 저장되고 물과 이산화탄소 같은 부산물은 몸 밖으로 배출된다.

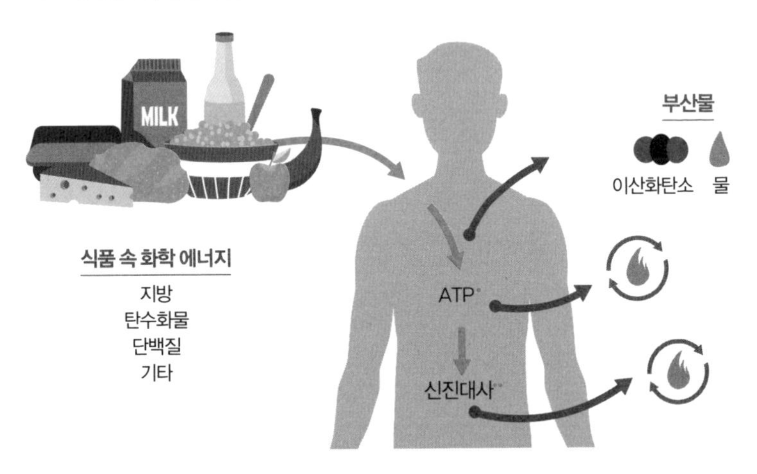

* 음식물을 소화·분해하면 영양소 형태로 바뀌는데, 그 에너지원을 인체 내에 저장하는 데 필요한 물질이다. 특정 기관에서 에너지원을 사용해야 할 때는 운반하고 공급하는 과정을 중개한다. 단백질의 합성과 근육 수축 과정에도 꼭 필요하다.

** 소화로 얻은 주요 영양소를 에너지원으로 저장하고 불필요한 물질을 배설하는 과정.

면 소화 효소를 만나 잘게 분해돼 포도당이나 아미노산, 지방산 형태로 저장된다. 그 작은 분자들은 우리 몸의 세포나 각 기관이 활동해야 할 때 산소와 함께 이동해 에너지원으로 쓰인다. 이 말은 인간도 우리가 먹는 음식도 자연에서 왔고 유기적으로 연결되어 있다는 의미가 아닐까? 그러니 인공적인 방법으로 가공한 형태보다 자연에서 온 산물을 입으로 섭취했을 때 더 이롭지 않을까?

가까운 예로 한국인이 거의 매끼 섭취하는 밥을 떠올려보자. 잘 알려져 있듯이 도정을 많이 한 쌀로 지은 흰쌀밥은 맛이 좋고 소화도 잘 되지만, 도정을 거치지 않은 현미와 비교하면 영양가가 매우 낮은 편이다. 수확한 벼를 말려 왕겨만 벗겨낸 것이 현미이고, 현미의 보호막을 벗겨내고 씨눈을 그대로 남겨둔 것이 배아미, 그리고 배아미의 씨눈까지 제거해 부드럽게 씹히는 게 백미다. 곡식에서 가장 영양 가치가 높은 씨눈에는 비타민B군과 미네랄, 지질 등이 풍부하다. 그래서 식감이 조금 거칠어도 도정을 덜 거친 곡물은 먹으면 콜레스테롤과 혈당을 낮추고 영양 흡수율도 더 높다. 식이섬유도 많아서 변비를 예방하고 장기적으로 봤을 때 대장 면역력도 높인다.

너무 예민한가 고민이 될 수도 있겠지만 할 수 있다면 나는 가공이 덜 된, 농약을 사용하지 않은 유기농 재료로 식사하길 추천한다. 채소와 과일 역시 마찬가지다. 제철에 나고 자란 채소와 과일에는 각종 미네랄과 효소가 풍부한데, 농약 처리를 하면 흙 속에 있는 유익한 박테리아, 몸속 산화를 막아주는 엔자임과 같은 효소 성분이 사라지고 땅 자체가 오염된다. 오염된 땅에서는 당연히 좋은 영양 성분을 기대할 수 없다. 특히 칼슘, 철, 아연, 셀레늄과 같은 미네랄 성분은 식물 자체에서 합성되지 않기 때문에 땅 속 흙 성분이 더욱더 중요하다.

채소나 과일은 조리 과정도 중요하다. 절이거나 끓이는 과정 중 영양 성분이 손실되기 때문이다. 가능한 한 껍질째 조리하고 날것으로 먹어도 괜찮다. 아니면 저수분 방식으로 찌거나 오일에 살짝 볶아주는 정도가 적당하다. 장아찌, 잼, 주스 형태로 만들면 영양소가 거의 파괴되어 당 성분을 섭취하는 것과 같다. 자연이 주는 풍부한 영양을 고스란히 섭취하고 싶다면 입에는 조금 거칠게 느껴지더라도 고유의 맛과 향을 그대로 먹는 방법을 고민해야 한다. 콩류, 잡곡류, 견과류, 뼈째 먹는 생선이나 조개류 등은 모두 가공이나 정제하지 않은 전체 식품으로 생명 유지에 필요한 갖가지 영양소를 함유하고 있다. 그 자체로 영양 덩어리인데 맛을 위해 도정하고 가공해서 먹는다는 건 그만큼 영양 손실임을 늘 기억하길 바란다.

2차 산업이 발달한 이후 우리는 생각보다 훨씬 많은 가공식품을 먹게 되었다. 통조림, 냉동 만두, 어묵, 햄, 라면, 청량음료, 마요네즈… 이제는 헤아릴 수도 없을 만큼 그 종류가 다양하다. 하

식품 첨가물이 건강에 미치는 악영향

첨가물 종류	가공식품의 예	악영향
보존료(방부제)	자몽 · 오렌지 통조림	성장 억제, 발암 물질 축적, 유전자 손상
산화 방지제(BHA, BHT)	버터, 마가린	발암 물질 축적, 신경마비
발색제(아질산나트륨)	마요네즈	칼슘 부족
인공 감미료	햄, 소시지, 베이컨 등	간접 발암 물질 발생
화학 조미료	연어 알	유전자 손상, 빈혈, 구토
식용 색소 2 · 3호	청량음료, 절임 식품	뇌 신경 전달 체계의 균형을 깨뜨림
	조미료, 맛소금	지능, 발육에 지장
글루탐산나트륨	과자, 청량음료, 분말 식품	빈혈, 구토, 발암성
	조미료	안면 근육 마비, 호흡 곤란
아황산나트륨	말린 과일 및 채소	천식, 복통, 두드러기

지만 이러한 가공식품에는 어떤 식으로든 첨가물이 들어간다.

착색제, 방부제, 강화제, 유화제, 안정제, 살균제, 산화 방지제, 발색제, 응고제 등 식품 첨가물 종류만 해도 350여 가지가 된다. 물론 먹어도 안전하다고 인정받은 것들이지만, 섭취량에 따라 면역계에 영향을 미치는 식품도 엄연히 존재한다. 화학 물질이 몸속에 쌓여 산화 물질을 만들어내면 보통 알레르기 질환을 일으키기 쉽다. 소시지나 햄을 가공할 때 핑크색을 내기 위해 사용하는 아질산나트륨, 컵라면에 들어가는 유화제 성분인 글리세린 지방산 에스테르, 아이스크림에 들어가는 안정제 알긴산 화

합물 등이 대표적이다. 천식이나 피부염을 유발하는 것을 보면 면역력을 떨어뜨리는 성분임이 분명하다. 그러니 가공식품은 최대한 피하고 어쩔 수 없이 먹어야 한다면 끓는 물에 한 번 데쳐서 먹거나 당근, 양파, 마늘 등 자연 식재료를 추가로 넣어 조리한다.

꼭꼭 씹어 먹는 습관

자연식이 몸에 어떻게 이로운지 이해했으리라 생각한다. 이제는 어떤 음식을 골라서 섭취할지가 문제다. 자연식 재료를 건강하게 섭취하려면 농약과 화학 물질에 덜 노출된 유기농 식품을 선택하는 것이 가장 좋다. 주말 농장 등을 활용해 가족이 먹을 채소를 직접 재배해보는 것도 방편이 될 수 있다.

장을 볼 때는 되도록 신선한 재료를 고르도록 하자. 마트에서 꼼꼼히 따져보는 것도 중요하지만 무엇보다 한꺼번에 많이 사지 않는 습관을 기르는 게 좋다. 귀찮더라도 운동이 된다 생각하고 자주 장을 보는 습관을 들여보자. 사 온 채소나 과일은 남은 유해 물질까지 잘 씻기도록 5분 이상 맑은 물에 담가둔다. 채소는 식초를 조금 탄 물에 담가뒀다가 흐르는 물에 네 번 이상 헹

구면 농약 성분을 어느 정도 제거할 수 있다.

그다음은 먹을 때다. 사소한 부분이라 신경 안 쓰는 사람들도 많지만, 음식은 천천히, 꼭꼭 씹어 먹는 것이 기본이다. 씹을 때마다 입안에서 분비되는 타액이 유해 물질의 독성을 어느 정도 없애준다는 보고가 있다. 음식을 잘 씹어 먹는 것만으로도 유해한 성분이 줄어든다니 농약, 식품 첨가물, 환경 호르몬, 발암 물질 등 몸에 안 좋은 음식에 노출되기 쉬운 현대인들에게 정말 다행스러운 소식이다.

미국의 한 연구에 따르면 잘 씹어 먹으면 면역력이 높아져 노화 예방과 다이어트에 도움이 된다고 한다. 또한 잘 씹을수록 음식물이 잘게 부서져서 소화, 흡수가 잘 되므로 소화 불량, 비만 등의 위장관 문제에도 대비할 수 있다. 천천히 먹기 위해서는 몇 가지 식사 규칙을 정하는 것이 도움이 된다. 씹는 횟수가 줄어드는 유동식보다 여러 번 씹게 조리하는 방법을 고민하는 게 첫걸음이다. 그리고 식사 시간은 아예 30분 정도로 생각하고 여유를 갖도록 한다. 음식을 씹을 때는 치아 개수만큼 씹는다는 생각으로 30번 내외로 씹으려 노력해보자.

• 마늘은 하루 서너 쪽 이상을 생으로 또는 익혀서 먹는다

마늘은 알리신, 셀레늄, 알릴 디설파이드 등의 성분으로 이뤄져 있는데 이것이 항암 및 항염 작용을 한다. 미국국립암연구소에서 항암 작용을 하는 식품 중 마늘을 으뜸으로 꼽는 것은 위암의 원인이 되는 유문나선균의 증식을 억제해 위암 발생을 줄이기 때문이다. 매일 마늘 서너 쪽 이상을 생으로 먹는 것이 좋다. 하지만 자극적인 냄새와 매운맛 때문에 먹기가 꺼려진다면 살짝 익혀서 먹어도 괜찮다.

• 녹차는 하루 두세 잔 이상

녹차의 떫은맛 성분인 카테킨은 항산화 효과가 매우 높다. 카테킨의 '에피갈로카테킨 갈레이트(EGCG)'성분은 암세포의 증식을 절반까지 떨어뜨리고 치매를 예방하기도 한다. 또한 중금속을 해독하는 역할을 하며 고혈압이나 당뇨, 비만과 같은 성인병도 예방할 수 있다. 녹차의 효과를 제대로 보고 싶다면 차나무의 어린 새순을 갈아 분말로 만든 말차를 추천한다. 우리가 흔히 먹는 녹차 티백은 물에 우려먹지만, 말차는 가루를 직접 물에 타서 먹기 때문에 녹차의 좋은 성분을 충분히 섭취할 수 있다. 말차를 우유에 타서 먹거나 요리에 넣어 먹어도 좋다. 녹차는 하루 두세 잔 이상 마시기를 권한다.

• 양파는 반 개 이상, 요리에 활용

고대 이집트의 피라미드를 만들 때 일의 효율을 높이기 위해 노예에게 먹였다는 양파는 지방 함량이 적고 단백질과 칼슘이 풍부하다. 무엇보다 양파의 알릴 프로필 디설파이드라는 성분은 발암 물질의 독소를 제거하고, 퀘르세틴 성분은 세포 손상을 막아준다. 하루 반 개 이상 양파를 먹기 권한다. 유효 성분이 양파 껍질에 풍부하기 때문에 가급적 껍질을 많이 벗기지 않고 먹는 것이 좋다. 벗겨낸 껍질은 버리지 말고 다시 국물을 낼 때 같이 넣어 우려내자. 양파는 익혀도 성분 변화가 없으니 모든 요리에 넣어 먹어도 된다.

• **요리 양념으로도, 차로도 좋은 생강**

생강 특유의 향을 내는 진저롤 성분이 항산화 · 항염증 작용을 한다. 특히 대장암과 난소암, 유방암 등에 항암 효과를 발휘한다. 또한 쇼가올 성분은 신경계 종양 세포의 성장을 억제해준다. 생강의 독특한 맛과 향이 고기나 생선의 누린내를 없애주고, 메스껍거나 소화가 안 될 때 효과적이다. 섭취량은 하루 20g 정도를 권장하는데, 고기나 생선 요리에 양념으로 넣거나 차로 끓여서 하루 한두 잔 정도 마시면 면역력을 키우는 데 도움이 된다.

• **인삼은 꿀 찍어 생으로**

인삼은 체력을 보강해주고 원기를 북돋워주는 보양식이다. 인삼에는 진세노사이드, Rh2, Rh3 성분이 들어 있어 면역 기능을 높인다. 그중에서도 진세노사이드는 항산화 작용을 해 신경을 보호하는 효과가 있는데, 면역력을 높여 암 치료할 때 항암제와 방사선의 부작용을 줄여준다. 인삼은 꿀을 찍어 생으로 먹거나 차로 끓여 먹는 것이 좋다. 단, 고혈압 환자는 인삼을 먹으면 얼굴이 빨개지거나 혈압이 높아질 수 있기에 피해야 한다.

• **현미는 다른 곡식과 섞어 먹는다**

현미는 백미에 없는 씨눈과 미강 등 기능성 물질을 함유하고 있어 혈관 질환, 당뇨병, 간 질환에도 도움이 된다. 또한 도정하지 않은 통곡식이기 때문에 이를 소화하기 위해 위와 장 운동이 활발해진다. 현미는 매일 주식으로 다른 곡식과 섞어 먹는 것이 좋다. 씹기 힘들 때는 찹쌀을 조금 섞어 먹으면 한결 부드럽다.

• **해조류는 가급적 날것 혹은 살짝 익혀서**

미역, 김, 다시마, 파래, 우뭇가사리 등의 해조류에는 식이섬유소뿐 아니라 베타카로틴이 풍부해 '바다의 채소'라고 불린다. 특히 해조류의 푸코이단 성분은 체내의 면역력을 높여 암세포를 소멸하는 항암 작용도 탁월하다. 해조류는 오래 끓이면 여러 성분이 파괴될 수 있기 때문에 생으로 먹거나 살짝 데쳐 샐러드나 무침으로 먹는 것이 좋다.

• 당근은 하루 한 개 정도, 기름에 살짝 볶는다

당근에는 베타카로틴, 클로로필, 스테롤, 비타민 A · C · E, 식이섬유 등이 풍부하다. 다른 채소에 비해 베타카로틴의 함유량이 풍부한데, 베타카로틴은 노화를 지연하고, 폐 기능을 높이고 당뇨병 합병증을 예방한다. 하루에 중간 크기의 당근을 한 개 정도 먹기를 권하는데, 기름에 살짝 볶으면 베타카로틴의 흡수율이 60~70% 높아진다. 너무 잘게 썰면 성분이 파괴될 수 있으므로 조금 굵게 썰어 조리하는 것이 좋다. 참고로 당근을 생으로 갈아 주스로 마시는 것은 베타카로틴의 흡수율이 의외로 낮다.

• 피망 · 고추는 과일과 함께 갈아 주스로

피망이나 파프리카에는 항암 성분인 베타카로틴과 테르페노이드, 식이섬유소, 비타민류 등이 풍부하게 들어 있다. 고추는 캡사이신이라는 매운맛 성분이 항산화 · 항염증 작용을 해 종양의 진행을 막아준다. 고추의 자극적인 성분이 위염을 유발한다고 하지만 일상적인 수준의 섭취량으로는 위 점막이 손상되지 않으니 안심해도 된다. 피망과 고추는 과일과 함께 주스로 마셔도 좋고, 지용성 비타민이 풍부해 올리브오일에 살짝 볶아 먹는 것도 좋다.

• 양배추는 하루 두세 장씩 생으로

양배추는 서양에서 요구르트, 올리브와 함께 3대 장수 식품으로 꼽힌다. 양배추의 글루코시놀레이트 성분은 그 자체로 강력한 항암 면역 작용을 하며 백혈구와 사이토카인의 작용을 극대화한다. 또한 유방이나 간, 대장, 위, 폐, 식도 등에서 종양이 성장하는 것을 억제하는 효소를 가지고 있다. 양배추는 생으로 먹는 것이 가장 좋고, 생으로 먹는 것이 싫다면 살짝 데쳐서 매일 두세 장씩 김치를 먹듯 섭취한다.

• 된장, 두부, 두유 등 다양하게 즐길 수 있는 대두

콩에 들어 있는 이소플라본 성분은 호르몬과 관련된 유방암, 남성의 전립선암에 효과적이다. 특히 대두에 많이 들어 있는 사포닌은 몸에 해로운 산화 물질을 제거하는 데 탁월하다. 우리가 자주 먹는 된장은 콩이 발효하면서 그 효능이 두 배로 커진다. 힘이

세진 콩 성분은 우리 몸에 안 좋은 방사성 물질을 몸 밖으로 신속하게 내보내는 역할을 한다. 하루 35*g* 먹는 것이 좋은데 된장, 두부, 두유, 콩자반 등 다양한 조리법으로 즐긴다.

• 사과는 껍질째 먹는다

사과에 들어 있는 식이섬유인 펙틴은 장내에 유산균을 많이 만든 다음 변을 통해 유해 물질을 몸 밖으로 내보내는 역할을 한다. 콜레스테롤, 중성 지방, 당, 농약 등의 유해 물질을 내보내니 장이 깨끗한 상태를 유지할 수 있어 대장암 발생 위험이 줄어든다. 사과의 껍질에는 유효 성분이 다량 함유되어 있기 때문에 유기농 사과는 껍질째 먹는 것이 좋다. 만약 유기농이 아니라면 식초 한두 방울 떨어뜨린 물에 2~3분 정도 담갔다가 깨끗이 헹구면 농약을 효과적으로 없앨 수 있다. 이때 잘 닦이지 않는 꼭지 부분은 도려내고 먹는다.

• 토마토는 하루 두 개씩 익혀서

토마토의 붉은색을 띠는 것이 리코펜인데 이는 항산화 효과와 항염증 효과가 뛰어나고 신경과 혈관을 보호한다. 잘 익은 토마토 두 개를 매일 먹으면 하루에 필요한 리코펜을 충분히 섭취할 수 있다. 또한 토마토는 익혀 먹으면 흡수율이 더 높아서 높은 항암 효과를 기대할 수 있다.

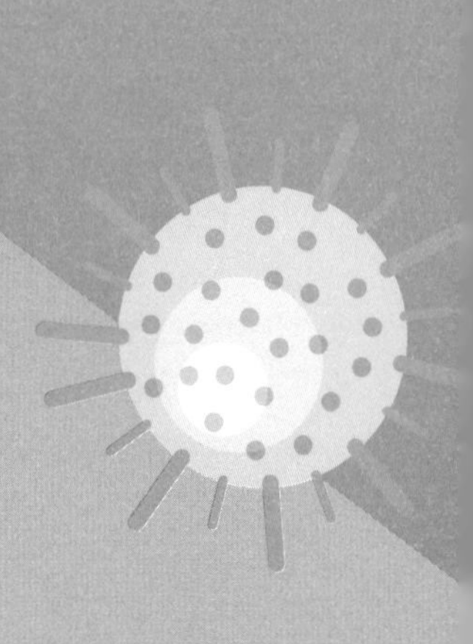

제4장

감정 면역력, 이렇게 챙긴다!

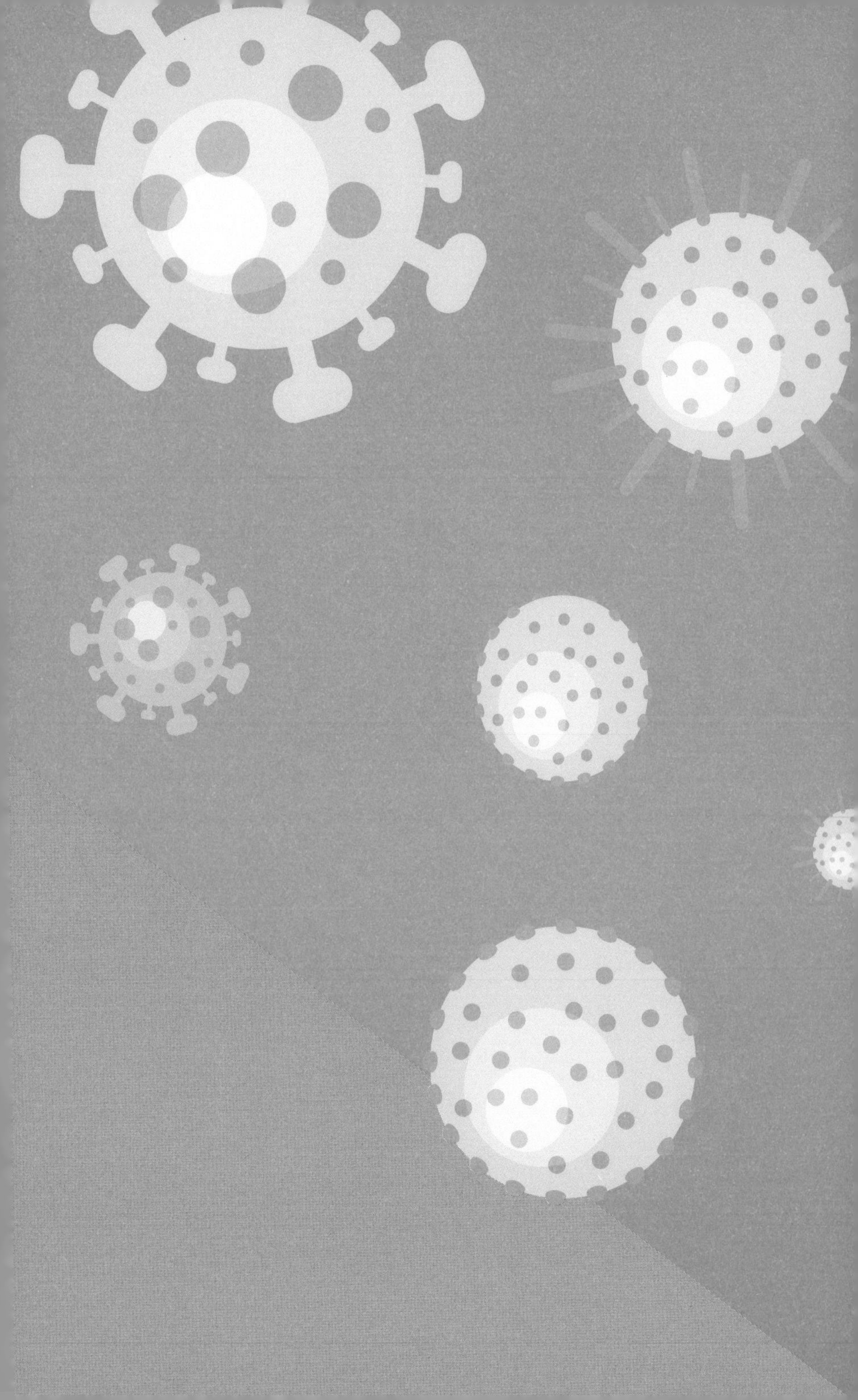

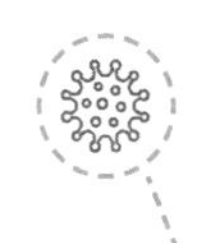

관계를 돌아보다_ 감정 면역력 ①

소통하는
좋은 관계가
마음을 위로한다

하버드대학교 의과대학에서는 70년이 넘도록 성인 발달 연구 프로젝트를 진행했다. 이 연구는 1930년대, 하버드대학교에 재학 중인 2학년 학생 268명을 대상자로 선정해 대학 시절~노년기에 이르는 동안 몸과 마음의 건강 상태를 체크한 것이다. 나중에는 보스턴 시내에 거주하는 주민들 456명까지 대상자로 포함해 그들의 체형과 외모, 생활 습관, 건강 상태 등을 분석하게 되는데, 이 피실험자들을 살펴보며 인터뷰한 기간이 무려 75년이었다.

연구자들은 피실험자들을 주기적으로 인터뷰하고 그들의 임상 의료 기록을 분석하며 행복의 조건, 성공적인 노화의 조건을 알아내려 했다. 그 결과 건강한 삶은 유전적인 영향보다 후천적인 영향 즉, 어떻게 살아가려 노력하느냐가 더 중요했다. 가장 큰 영향을 준 조건 1순위는 화목한 인간관계였다. 좋은 관계가 신체와 뇌 기능을 건강하게 한다는 것이다. 이 결과표는 건강과 행복을 위해 우리가 무엇을 중시해야 하는지를 다시금 생각하게 한다.

불행히도 팬데믹은 인간관계의 축소 내지 단절을 가져왔다. 꼭 코로나19 사태가 아니더라도 요즘 청년들은 극도로 심각한 취업난, 경제난으로 스스로를 고립시키고 관계를 쉽게 포기하는 경향이 있다. 그래서 3포 세대(연애, 결혼, 자녀 세 가지를 포기한 세대), N포 세대(N개 즉, 불특정 다수를 포기한 세대)라는 신조어도 생겨났다. 하지만 나는 면역력을 유지하고 건강한 삶을 영위하려면 무엇보다 관계를 잘 맺고 살아가야 함을 강조하고 싶다.

믿을 만한 사람과 원만하게 지내는 일은 확실히 면역력을 높인다. 캘리포니아대학교 로스앤젤레스 의과대학과 시카고대학교 의과대학이 공동으로 연구한 결과, 다음과 같은 결론이 나왔다. 18~55세 성인 276명을 대상으로 감기 바이러스 저항력을 검사한 내용이다. 정기적으로 만나서 이야기하는 대상이 5~6명 정도 있는 사람이 그렇지 않은 경우보다 저항력이 4배 더 높았다는 것이다. 음식을 잘 챙겨 먹고 필요한 만큼 운동하며 면역력을 키우는 것도 중요하지만 그 어떤 약보다 효과적인 게 마음을 터놓고 이야기할 수 있고, 또 상대방의 말을 들어줄 수 있는 진심 어린 관계인 셈이다.

세대 간의 갈등 또한 면역을 떨어뜨리는 원인이 된다. 현대인들은 과거와 달리 핵가족, 도시 생활이 큰 비중을 차지하는데, 이런 현상으로 자연스럽게 등장한 사회 문제가 바로 명절 증후군이다. 가족들이 모이는 날이 줄어들면서 오히려 가부장 제도가 재현되는 날 큰 충돌이 일어난다. 웃고 넘어갈 일이 아닌 이유는 명절 증후군이 이혼으로 이어지는 가정도 늘고 있기 때문이다.

부모 자녀 세대의 갈등은 결국 스트레스를 유발해 개인과 가족 건강에 영향을 미치고, 가족 해체를 불러온다. 그래서 부모와 자녀의 관계 즉, 효를 바라보는 새로운 접근이 필요하다. 실제로 부모가 자녀를 보살핌의 대상으로 혹은 자녀가 부모를 부양해야 할 대상으로만 볼 경우, 신체 내 세로토닌 분비가 저하돼 공격성이 높아지고 우울증, 불안 증세를 초래한다는 연구 결과가 있다. 부모 자녀 관계를 친밀함, 유대감, 지지 관계로 인식하지 않으면 양쪽 모두 면역력이 저하되기 때문이라고 한다.

하지만 가족 관계와 효를 관계로 인식하면 상황이 달라진다. 사랑받고 존중하는 관계, 유대감을 맺는 관계로 이해하면 불안과 걱정이 줄어들어 신체적 건강도 어느 정도 회복을 기대할 수 있다.

세대 간 갈등, 가족 관계의 회복을 위해 나는 수평적이고 조화를 강조하는 분위기를 만들어가길 권하고 싶다. 가장 먼저 실천해야 할 것은 친밀감을 회복하는 것이다. 또한 세대 갈등에서 가장 큰 문제가 되는 것이 '무시'인 만큼 서로의 의견을 존중하려는 노력, 원만한 의사소통을 위해 솔직하게 말하되 서로의 차이를 있는 그대로 받아들이는 태도가 중요하다. 그리고 젊은 세대를 이해할 수 없더라도 그들을 알아가려는 노력이 갈등을 해소하는 데 어느 정도 도움이 된다. 새로운 문화를 살피고 알아보려는 태도도 함께 강조하고 싶다.

마음을 열고 서로를 격려하고 칭찬하면 기분이 좋아진다. 그 결과 부교감신경이 활성화해 림프구가 증가하고 각종 행복 호르몬이 방출된다. 당연히 면역 세포가 증가해 면역력이 높아질 것이다. 진짜로 상대를 이해하려는 마음을 가지길 당부한다.

젊은 세대를 이해하기 위한 신조어 공부

- **갑분싸**: 갑자기 분위기가 싸해진다
- **TMI**: Too Much Information / 상대방이 굳이 알고 싶지 않은 부분까지 말할 때 쓰는 말
- **얼죽아**: 얼어 죽어도 아이스 커피
- **세젤예**: 세상에서 제일 예쁘다
- **할많하않**: 할 말은 많지만 하지 않겠다
- **음쓰**: 음식물 쓰레기
- **안물안궁**: 안 물어봤고 안 궁금하다
- **취존**: 너의 취향을 존중한다
- **복세편살**: 복잡한 세상 편하게 살자
- **인구론**: 인문계의 90%는 논다
- **마상**: 마음의 상처
- **인싸**: 인사이더의 줄임말
- **아싸**: 아웃사이더의 줄임말
- **낄끼빠빠**: 낄 때 끼고 빠질 때 빠져라
- **자만추**: 자연스러운 만남 추구
- **빠태**: 빠른 태세 전환
- **꾸안꾸**: 꾸민 듯 안 꾸민 듯
- **띵작, 띵언**: 명작, 명언
- **엄근진**: 엄청 근엄하고 진지함
- **뇌피셜**: 객관적 근거 없이 자신만의 생각으로 추측한 것 / 뇌+오피셜을 합성한 말

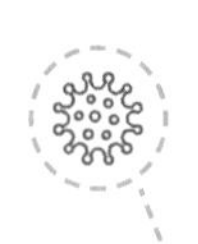

자기만의 스트레스 해소법 찾기 _감정 면역력 ②

스트레스, 그때그때 줄이는 나만의 비결

모든 사람은 각각 다르다. 지구상에 존재하는 70억 인구 중 아무리 쌍둥이라 한들 체질이나 생김새, 습관이나 기호가 완벽히 똑같을 리는 없다. 그래서 사람들은 자기와 다른 누군가의 영향을 받게 되고 스트레스, 갈등 등이 생기는 것이다. 마찬가지 이유로 누군가에게 좋은 것이 어떤 사람에게는 힘든 일이 될 수 있다. 가령 똑같은 일을 반복하는 게 어떤 사람에게는 지루함을 주지만 어떤 사람은 그 규칙 속에서 행복을 찾고 안정감을 얻는다. 마찬가지로 어떤 사람은 얽매이는 게 마음 편하지만 또 다른 사람은 자유가 없으면 우울해서 아무것도 할 수 없게 된다. 그렇기에 스트레스를 극복하는 방법도 다 다를 수밖에 없다.

문제는 스트레스 상황에 놓였을 때 그 감정을 적절히 누그러뜨릴 자기만의 방법을 모르면 그 상황을 도무지 극복할 수 없다는 데 있다. 스트레스 대처 방식은 크게 능동적 대처, 수동적 대처로 두 가지 방향이다. 능동적 방식은 외부 환경이나 다른 사람의 도움 없이 원인을 당사자가 직접 처리하는 것이다. 원인과 해결 방식을 직접 고민해 실천하는 방법인데, 그 원인이 시스템이나 업무량 등일 경우에는 어느 정도 조절이 가능하지만 모호한 요인일 경우에는 실천도 애매하다. 두 번째 방식인 수동적 대처는 말 그대로 상황이나 원인을 직접 변화시키지 않고 적당히 순응하거나 스트레스 해소를 위한 대안적인 방법을 찾는 것이다. 이보다 더 소극적인 방법으로는 스트레스 상황이 우연히 해결되길 바라는 신비적 대처가 있다. 하지만 도피나 회피가 정답이 아닐 때도 많아서 더 큰 부작용을 가져오기도 한다.

뒤이어 소개하는 여러 가지 해소 방안은 어쩌면 기분 전환을 돕는 방법들일 수 있다. 하지만 스트레스를 완벽히 없앨 수 없는 만큼 다양한 방식으로 시도해 내게 잘 맞는 방법을 발견한다면 스트레스 관리에 도움이 될 것으로 보인다.

• 마인드 컨트롤

앞서 말했듯이 사람들 성격이 제각각인 것처럼 스트레스 해소를 위한 마인드 컨트롤도 두 가지 방향으로 나뉜다. 사건의 원인과 해결의 책임을 자기에게 찾는 경우와 반대의 경우다. 그래서 자신의 생활 습관이나 사고방식을 바꿔 보려고 노력하는 사람이 있는가 하면 책임과 원인을 외부로 전환하는 사람이 있다.

먼저 자기에게 집중하는 성향의 경우, 자존감을 높이는 것이 사고 전환에 큰 도움을 준다. 철학이나 종교처럼 자기 지지를 확고히 할 수 있는 시간을 마련하면 자아 존중감이 높아질 수 있다. 또한 긍정 심리학, 개인 심리학 등 심리학적으로 접근해 인간의 심리 경향을 공부하는 것도 좋은 방법이다. 반대 성향이라면 주변 지인과 주기적으로 만나 교제하고 소통하며 마음에 화를 쌓아두지 않는 것, 전문가의 도움을 구하는 방법 등을 추천한다.

• 맛있고 분위기 있는 한 끼 식사

사실 코로나19 팬데믹으로 집에 있는 시간이 늘면서 주부들에게 삼시 세 끼는 큰 스트레스로 자리했다. 무더운 여름에는 가스레인지 불 앞에서 요리하는 시간 자체가 체력을 떨어뜨린다. 그렇다고 그 스트레스를 치킨, 피자처럼 고열량 음식을 시켜 먹는 것으로 해결하는 것은 좋지 않다. 순간 기분이 좋을 수는 있지만 그리 추천할 만한 방식은 아니다. 팬데믹 상황에서 외식을 조심하기는 해야겠지만 건강에 좋은 근사한 한 끼 식사를 포장해 집에 와서 먹는 방법, 식재료와 레시피를 받아볼 수 있는 밀키트를 이용하는 것 등 좋은 대안이 꽤 있다.

• 낮잠의 유익함

요즘처럼 바쁜 현대 사회에서 낮잠은 게으름과 연결되기 쉽다. 그래서 그리 긍정적인 키워드가 아니다. 하지만 피로가 삶의 항상성을 무너뜨리고 불면증, 우울증을 유발하는 경우가 더 많은 것을 보면 사람들 대다수가 사실은 수면 부족에 시달리고 있는 것은 아닐까 걱정된다. 적당한 운동과 짧은 낮잠이 오히려 삶에 활력을 줄 수 있다. 특히 오후 2시 전후로 20분 정도 낮잠을 자면 스트레스 지수가 낮아지고 수면 부족이 해소된다는 연구 결과가 있다.

이때 주의해야 할 것은 카페인 섭취를 조절하는 것이다. 카페인은 일부 항산화 기능을 하고 기분을 좋아지게 하는 호르몬 방출에 도움을 주지만, 지나치게 많이 마실 경우 스트레스 호르몬 수치를 높인다. 그래서 낮잠 타이밍을 놓치게 되고 심지어 밤잠까지 방해한다. 가능하면 커피, 녹차 같은 카페인 음료는 오전 10시경에 마시기를 권한다. 혹시 오후에 불가피하게 마셔야 한다면 오후 5시 이전에 마시는 게 좋다. 또한 카페인 하루 섭취량이 400*mg*를 넘지 않도록 한다.

• 즐거움이 배가 되는 취미 생활

스트레스를 극복하는 데 좋은 것으로 취미 생활을 빼놓을 수 없다. 어떤 사람은 책을 읽거나 글을 쓰면서 자기 마음을 정리하고 누군가는 음악을 듣거나 미술관에 간다. 그림이나 악기를 직접 배우면서 취미 활동을 확장하기도 한다. 운동, 영화 관람, 여행 등도 일상을 환기할 좋은 기회가 될 수 있고 스트레스로 생긴 답답함, 분노, 긴장 등의 부정적인 감정을 전환해준다. 이런 취미 생활은 신체와 심리의 균형을 가져와 꾸준히 실천해 몸에 익으면 똑같은 스트레스 상황이 발생해도 이전보다 덜 긴장하게 된다는 장점이 있다. 다만 게임이나 일 중독처럼 고도의 집중력을 요구하는 취미는 오히려 스트레스를 늘릴 수 있으니 주의한다.

• 내 상태에 맞는 운동을 꾸준히

취미 중에서도 운동은 설명할 부분이 많다. 땀을 내고 운동하고 나면 스트레스가 확 풀린다는 사람들이 많은데, 면역과 운동의 관계는 적정선이 매우 중요하다. 몸 상태에 맞는 유산소 및 근력 운동이 차곡차곡 규칙적으로 쌓이면 염증을 통제하는 면역 시스템이 잘 움직여 쉽게 병에 걸리지 않지만, 체질량을 과도하게 줄이고 근육량을 늘리는 데 치중하면 오히려 체중 균형을 무너뜨리는 결과를 초래한다. 적정 체지방률* 은 남성 15~20%, 여성 20~25% 정도임을 꼭 기억하자.

• 산책과 사색

산책하며 햇볕을 쬐는 습관은 스트레스를 완화하는 탁월한 선택이다. 인체는 광합성을 통해 체내에서 비타민D를 생성할 수 있다. 이 비타민D는 뼈를 튼튼하게 하는 영양소일 뿐 아니라 면역계의 선순환을 가져온다. 햇볕을 쬐는 과정으로 숙면을 유도하고 생체 리듬을 정상 궤도에 올려놓을 수 있기 때문이다. 그로 인해 천식, 우울증과 같은 질환을 예방할 수 있고 자가 면역계를 파괴하는 염증 반응을 억제하기도 한다. 산책하며 햇볕을 쬐는 동안 가만히 사색하는 시간을 자주 갖기를 권한다.

---

* 체중에서 체지방이 차지하는 비율(Body Mass Index, BMI).

• 아무것도 하지 않기

때로는 아무것도 하지 않기 일명, 멍때리는 시간을 갖는 것도 도움이 된다. 차 한 잔을 마시며 아무 생각도 하지 않고 그저 창밖 풍경을 바라보는 것만으로도 뇌는 휴식을 취할 수 있다. 요즘 같은 스마트 시대에는 사실 비는 시간에 주로 스마트폰을 보느라 시간을 보내는 사람들이 더 많다. 하지만 이는 그렇지 않아도 바쁜 뇌를 혹사하는 것과 같다. 멍하게 있는 시간은 방전된 뇌가 새로운 에너지를 형성하도록 돕는다. 그런데 뇌 건강은 결국 면역계와 연관성이 깊다. 휴식 상태에서 활성화되는 부교감신경이 스트레스 호르몬의 분비를 떨어뜨리면 체내 염증 반응도 줄어든다.

이 밖에도 다양한 방식으로 자신만의 스트레스를 다스릴 필요가 있다. 팬데믹 시대가 완화되고 모두 마스크를 벗을 수 있는 시기가 찾아오면 그때는 더 다양한 활동이 가능하다. 코인 노래방에서 부르고 싶은 노래를 마음껏 부르는 것, 친구들과 함께 수다를 떨며 맛있게 식사하는 것, 영화관에서 보고 싶었던 영화를 보는 것, 가족 혹은 친구와 일상에서 벗어나 여행하며 좋은 것들을 보는 것… 어쩌면 이렇게 다가올 좋은 날을 상상하는 시간도 스트레스를 어느 정도 없애줄 수 있을 것이다. 자신만의 소소한 행복 리스트를 정리하다 보면 본인에게 딱 맞는 스트레스 해소 방법을 찾아갈 수 있다.

걱정을 만들지 않는 습관

걱정하는 일 중 95%는 쓸모가 없다는 말을 어디선가 들어본 적이 있을 것이다. 주변을 살펴보면 정도의 차이는 있지만 정말로 걱정이 많은 사람들이 있다. 불필요한 상상까지 더해 일어나지 않은 일을 미리 걱정하는 것은 물론, 설령 어떤 사건이 일어났다 해도 충분히 해결할 수 있는 일이 잘못될까 봐 노심초사한다. 대개 이런 사람들은 스트레스 지수가 평균 이상이다. 남이 스트레스를 주지 않아도 만드는 사람들이다.

외부적인 요인으로 봤을 때 스트레스 강도가 그리 높지 않은데도 스스로 스트레스를 받는 스타일, 만약 본인이 이런 유형에 속한다면 어떤 자세가 필요할까? 이럴 때는 전문가의 도움으로 스트레스를 객관적으로 평가해보는 과정이 필요하다. 혈압, 심장 박동 수, 호흡, 피부 온도와 전기 전도 상황, 근육 긴장도 등을 의학적 이론과 기술에 기대 체크하는 것이다. 겁이 많고 걱정이 많은 사람들은 이런 수치화된 결과를 더 신뢰하는 경향이 있다. 추가로 설문이나 문진표를 작성해 스트레스 반응을 살피는 과정, 성격 유형 검사 등을 받으면 적당한 상담이 이뤄지기도 해 더 마음을 놓을 수 있다.

하지만 사실 인간이라면 누구나 조금씩 걱정을 만드는 습관이 있다. 특히 심각한 바이러스 감염이나 특정 질환, 사고를 당했을 때 그렇다. 암 초기 환자부터 시한부 선고를 받은 이들까지 모두 마찬가지다. 걱정하는 마음이 질병을 더 악화시키고 면역계의 균형을 무너뜨린다. '병원에서 말하는 것보다 더 빨리 죽으면 어떡하지?' '수술 후에도 재발해서 통증이 심해지면 어떡하지?' 이런 상상은 환자의 마음을 작아지게 만든다.

팬데믹 시대의 걱정도 어쩌면 마찬가지일 것이다. '나도 코로나에 감염되면 어쩌지?' '우리 가족 중에서는 아무도 안 나와야 할 텐데.' '나도 모르는 기저 질환이 있어서 심각한 상황에 놓이지는 않겠지?' 이때 가장 중요한 점은 스스로 불안과 걱정을 만들어 스트레스를 늘리지 말아야 한다는 것이다. 걱정은 시간이 지나면서 분노와 화가 되고, 그 마음이 다른 사람을 탓하는 상황을 만든다. 그렇게 되면 스트레스의 굴레에서 벗어날 수 없는 상태가 찾아온다.

좋지 않은 감정이 뇌에 가득 찼을 때 몸속 면역 세포는 자기 역할을 할 수 없다. 이 과정이 반복되었을 때 생겨나는 게 암세포다. 그러니 현실을 객관적으로 바라볼 수 있는 연습이 누구에게나 필요하다. 마음에 불안이 자리했을 때 상황을 전환할 수 있는 사고방식 몇 가지를 소개한다.

• 스트레스를 스트레스로 만들지 말자

마음속 문제는 이상하게 스스로가 '스트레스'라고 규정하는 순간 큰 문제처럼 다가온다. 애초에 '아니야, 저건 별것 아니야' 라고 생각하는 습관을 들이면 문제가 조금 가볍게 느껴지기도 한다.

• 적당한 스트레스는 건강에 좋다는 생각

앞서 말한 것처럼 스트레스가 꼭 나쁜 영향만 미치는 것은 아니다. 적당한 긴장감은 오히려 좋은 결과를 내고 삶의 질을 높이기도 한다. 그러니 지금 이 스트레스가 잠깐의 채찍이라고 생각해 문제를 개선해보도록 하자. 실제로 더 나은 환경, 시스템의 변화를 가져올지도 모르는 일이다.

• 이 또한 지나가리라

스트레스는 현명하게 극복하려고 노력하지 않았는데도 시간이 해결해주는 경우가 있다. 그래서 나중에 되돌아보면 '왜 그렇게까지 고민했지?'라고 생각하며 웃을 때도 있다. 그러니 현재 내가 너무 예민한 상태가 아닌지를 점검하고 지금의 상황이 이익이 될지 손해가 될지 모르니 '우선은 최선을 다해보자'라는 마음을 가져보자.

• 스트레스를 다른 방향으로 전환하자

음악, 미술, 독서, 운동 같은 취미 생활로 스트레스를 줄이는 시도를 해보는 것이다. 일상에 관심을 돌리고 자신에게 집중하는 시간을 늘리면 스트레스에 함몰된 마음이 어느 정도 유연해지기도 한다.

• 적극적으로 부딪히기

이 방식은 스트레스의 원인이 명확히 조직이나 시스템에 있다고 느껴질 때 알맞다. 불합리한 부분에 대해 조금은 공격적인 자세를 취할 필요가 있다. 스트레스의 원인을 분석하고 이를 해결할 방안을 고민해 제시해본다.

• 스트레스를 무력화하는 유머

농담과 유머는 스트레스 지수를 확 낮추는 효과가 있다. 실제로 장난기가 많고 농담을 많이 하는 사람들은 스트레스 지수가 낮다.

• 불필요한 걱정 내려놓기

장기간의 스트레스는 몸에 문제를 만들어낸다. 그런데 걱정이나 불안, 두려움은 상상일 경우가 많다. 그러니 실제로 벌어지지 않은 일에 있어서는 걱정이나 불안을 내려놓는 과정이 필요하다. 나의 경우 '내일 일은 내일 염려할 것이요 한날 괴로움은 그날에 족하니라(마태복음 6장 34절)'라는 성경 구절을 자주 떠올리며 걱정을 내려놓으려 애쓴다. 이렇게 좌우명, 좋아하는 글귀 등을 항시 떠올리는 게 도움이 된다.

유형1

다음 항목을 읽고 현재 나의 상태를 체크해보자.

매우 그렇다	자주 그렇다	때때로 그렇다	드물다	아니다
5점	4점	3점	2점	1점

다른 사람이 너무 느리게 이야기하면 그 말을 중단시켜야 한다. □□□□□

일반적인 일을 반복하면 싫다. □□□□□

어떤 일을 할 줄 알게 되면 빠른 시간에 최고 수준에 오르려고 한다. □□□□□

줄 서서 기다리고 있으면 짜증이 난다. □□□□□

상대방이 공격적으로 나오면 도전하는 것으로 간주하고 대처한다. □□□□□

일을 하는데 누가 방해하면 벌컥 화를 낸다. □□□□□

식사를 하면서 TV나 신문, 책을 본다. □□□□□

그러면 안 되는 줄 알지만 일이 뜻대로 안 될 경우 화를 잘 낸다. □□□□□

총 점수

진단 결과

8~18점: 차분한 성격으로 스트레스를 잘 안 받는 타입

19~32점: 스트레스 위험이 잠재되어 있는 상태

33점 이상: 늘 스트레스에 노출되어 있는 상태

출처 | 한국건강관리협회

유형 2

다음 항목을 읽고 현재 나의 상태를 체크해보자.

매우 그렇다	자주 그렇다	때때로 그렇다	드물다	아니다
5점	4점	3점	2점	1점

지난 한 달 동안 정신적 · 신체적으로 감당하기 힘들다고 느낀 적이 있다. □□□□□

지난 한 달 동안 자신의 생활 신념에 따라 살려고 애쓰다가 좌절한 적이 있다. □□□□□

지난 한 달 동안 한 인간으로 기본 욕구가 충족되지 않았다고 느낀다. □□□□□

지난 한 달 동안 미래에 대해 불확실한 감정을 느끼거나 불안해했다. □□□□□

지난 한 달 동안 할 일이 너무 많아 정말 중요한 일들을 잊어버렸다. □□□□□

총 점수

진단 결과

16점 이하: 스트레스 강도가 낮은 편입니다.

17~21점: 중증도 스트레스 군에 해당합니다.

22점 이상: 고위험 스트레스 군에 해당합니다.

출처 | 가정의학회지

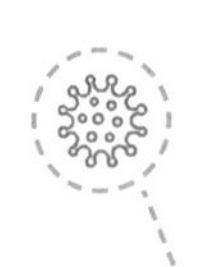

잘 웃고 잘 울어야 건강하다 _ 감정 면역력 ③

웃음과 눈물은 생존과 면역을 위한 필수 조건

'웃으면 복이 온다(소문만복래, 笑門萬福來)'라는 옛말이 있다. 그런데 어찌 된 일인지 요즘은 웃음소리를 듣기 어렵다. 나이가 들면 웃을 일이 줄어들기도 하고, 많이 웃어야 할 학생이나 청년들은 과중한 공부, 취업 문제, 치열한 경쟁 구조 때문에 웃을 여유조차 없기 때문이다. 우리나라 국민들이 하루에 웃는 횟수는 7~8회 정도이며, 평생 웃는 시간을 총 합쳐도 일주일이 채 안 된다는 말이 나돌 정도다. 의학 기술이 아무리 발전해도 아픈 사람이 줄어들지 않는 이유는 어쩌면 현대 사회 자체가 웃음을 잃었기 때문인지도 모른다.

하지만 다른 동물에게는 없는 인간 고유의 능력 중 하나가 바로 웃음이다. 신이 인간을 창조할 때 이미 DNA에 새긴 것이나 다름없다. 더욱이 많이 웃으면 면역이 증가해 건강해진다. 이 효과는 과학적으로도 이미 검증이 됐다. 물론 요즘은 코로나19 팬데믹으로 웃기 어려운 상황이긴 하다. 그런데 웃음은 습관이고 학습이기도 하다. 잘 웃지 못하고 웃을 일이 없다며 찡그리고 있기보다 적극적으로 웃으려는 노력이 필요한 때다.

한 예로 평소 화를 잘 내지 않고 자기 소신대로 살아가는 사람들은 장수한다는 연구 보고가 있다. 이들은 노인이 되어도 잘 웃고 웃음소리도 비교적 크다. 원광대학교 보건대학원 김종인 교수는 백세 노인(90세 이상) 109명, 팔순 노인(80~89세) 135명, 환갑 노인(60~69세) 145명 등 총 389명을 대상으로 1년간 건강과 심리 상태를 분석했다. 그 결과 백세 노인은 팔순 노인보다 하루 두 번 이상 웃는 비율이 10배, 환갑 노인보다 12배 많았다. 그래서 의학 연구에서는 웃음의 효과를 끊임없이 분석하고 치료 방식을 개발하고 있다.

실제로 서울아산병원 암센터 연구팀 보고에 따르면 암 환자들에게 꾸준히 웃음 치료 프로그램을 시행한 결과 자존감이 10%

웃음의 치유 능력

심리 이완적 측면	두려움, 불안, 실망, 고통과 같은 감정을 환기하고 좌절한 사람들에게 새로운 용기를 준다. 또한 어려움에 직면했을 때 에너지를 다른 곳으로 분산할 수 있게 도와줘 대처 능력이 생긴다.
해부학적 측면	웃을 때 얼마나 많은 근육이 움직이는지 알면 깜짝 놀랄지도 모른다. 안면 근육 전체가 조금씩 움직여 자연스러운 주름을 형성한다.
생리학적 측면	웃음은 암세포와 바이러스를 없앨 때 필요한 백혈구를 활성화한다. 면역계를 안정화하고 제대로 작동할 수 있도록 돕는 감마인터페론도 웃음을 통해 증가한다. 스트레스를 완화하는 호르몬이 다량 분비되면 몸과 마음 모두 균형을 유지할 수 있기에 실제로 질병 예방에 도움이 된다.

향상했고 부정적인 감정은 80% 줄어들었다고 한다. 웃음이 뇌신경 전달 물질을 활성화하고 도파민, 세로토닌, 엔도르핀 같은 행복 호르몬 분비를 높였기 때문이다. 웃음으로 방출되는 쾌감 호르몬의 종류는 20여 가지나 된다. 재미있는 사실은 비자발적 웃음 즉, 가짜 웃음까지도 건강에 이롭다는 것이다.

자발적 웃음(진짜 웃음)과 비자발적 웃음(가짜 웃음)을 잠깐 정리해보자. 자발적 웃음은 쉽게 말해 유쾌한 감정을 느껴 터져 나오는 웃음이다. 비자발적 웃음은 누군가의 개입으로 웃음을 자아내거나 웃음소리를 만들어내는 과정이라 할 수 있다. 그런데 그저 미소를 짓고 웃음소리를 내는 것만으로도 인체는 반응한다. 심장 박동 수, 호흡이 증가하고 마치 가벼운 운동을 한 듯한

단계별 웃음 치료의 예

	종류	방법
도입 단계	마음 열기	한 주 동안 웃었던 일을 이야기한다. 상대를 편안하게 웃기려는 마음으로 먼저 망가지는 등 웃음을 유발해보자.
	하이파이브	함께 손뼉 치며 마음을 하나로 모은다.
	박수치기	337 박수를 치며 서로 마주보고 웃는다.
	얼굴 운동	얼굴을 찡그리고 풀고, 입술을 내밀었다가 오므리는 등 다양한 표정짓기로 근육을 풀어준다.
본 단계	노래와 율동	잼잼, 짝짝, 도리도리, 짝짝, 하나, 둘, 짝짝! 이런 식으로 음악을 들으며 율동한다.
	박장대소	손뼉을 치며 크게 웃어본다. 하하하, 호호호, 히히히 등 소리도 내본다.
	포복절도	너무 웃겨서 배를 안고 넘어지는 것처럼 해본다.
마무리 단계	자기 암시	나는 행복하다, 나는 건강해지고 있다, 나는 다 나았다와 같은 주문을 읊으며 크게 웃는다.
	자기 긍정감 훈련	자신을 안거나 상대방을 안아주며 긍정의 말을 주고받는다. "나는 행복한 사람입니다." "당신도 참 행복한 사람입니다." "사랑하고 축복합니다."
	웃음 명상	눈을 감고 웃으며 명상하는 시간. 과거의 상처를 떨쳐내고 나를 긍정한다. 이때 자연스럽게 눈물 치료로 연결할 수도 있다.

결과를 가져온다.

자발적인 웃음이 적은 사람이라면 위의 표처럼 훈련을 통해서라도 웃는 법을 터득하는 게 좋다. 거울을 보며 웃어보는 연습을 하는 것만으로도 뇌는 웃을 때와 똑같은 생화학 반응을 일으킨다. 무엇보다 이렇게 웃음을 연습하고 습득하는 과정을 통해 내면 깊숙한 부분이 자극을 받아 자기 표현이 더 자유로워진다.

웃을 때 뇌하수체에서 분비되는 엔도르핀*은 천연 진통제로 모르핀처럼 고통을 덜 느끼게 하는 역할을 하고 기분을 좋게 해준다. 엔도르핀은 즐거울 때, 웃을 때, 희망이 가득할 때, 행복감을 느낄 때 자연적으로 발생하는데, 모르핀보다 200배나 강한 진통 효과를 내면서 부작용도 전혀 없다. 그 밖에 웃을 때 분비되는 엔케팔린, 세로토닌, 다이돌핀 등의 뇌 신경 전달 물질도 비슷한 역할을 한다. 통증을 완화하고 자율신경계의 내분비 조절에 관여한다. 아무리 크게 웃어도 중독될 일이 없는 이 호로몬이 잘 합성되도록 열심히 웃는 일만 남았다.

"우리 애는 도무지 웃지 않아요." "그 사람이 웃는 걸 본 적이 없어." 이런 이야기를 종종 듣는 사람이라면 건강에 문제가 없는지 확인해볼 필요가 있다. 웃음이 사라진 가장 흔한 이유는 스트레스가 많아서 의기소침해졌기 때문이다. 또 다른 이유는 호르몬 분비가 원활하지 않아서다. 정서적인 문제인지, 아니면 다른 원인이 있는지 확인해 최대한 많이 웃을 수 있는 환경을 만들자.

* 마취제나 진통제로 주로 쓰는 약품. 너무 많이 사용하면 중독 증세를 보인다.

호르몬 이야기를 조금 더 하자면 코르티솔은 스트레스에 대항할 에너지를 공급하지만, 만성 스트레스 상황에서는 과다하게 분비돼 오히려 면역력을 떨어뜨린다. 웃음은 쾌감 호르몬을 활성화해 이 코르티솔이 적정 양만 분비되도록 조절하는 역할을 한다. 연구 결과에 따르면 웃음은 암세포를 죽이는 NK세포Natural Killer Cell를 활성화해 면역력을 높이는 데 기여한다. 이 NK세포는 이름으로도 알 수 있듯이 바이러스에 감염된 세포를 공격해 처리할 수 있는 강력한 자연 살해 세포다. 이 세포가 체내에서 제대로 작용하면 외부 바이러스가 몸 안으로 침투해도 잘 이겨낼 수 있는 것이다.

NK세포는 우리가 편안함을 느낄 때 기능이 가장 강력해진다. 미국 켄터키대학교에서는 잘 웃지 않고 비관적인 사람보다 잘 웃고 낙관적인 사람이 NK세포 활성도가 높다는 연구 결과를 발표한 바 있다. 5분 정도 웃는 것만으로도 NK세포가 5~6시간 동안 계속 증가한다는 것이다. 자주 웃고 그로 인해 쾌활해진다면 NK세포가 단련돼 병원 갈 일이 거의 없어질 수도 있다.

그래서 나는 내원하는 환자들에게도 웃음이 얼마나 몸에 좋은지를 자주 설명한다. 당장 웃어보라고 권하면 돌아오는 대답이 "웃을 일이 있어야 웃죠?"다. 그럴 때는 일부러 재미있는 농담을

던지거나 큰 제스처를 써가며 대화를 나눈다. 가끔은 알록달록한 피에로 가발, 빨간 코와 같은 비장의 무기를 달고 진료를 보기도 한다. 어이가 없어서 웃을 수도 있고 나이 많은 의사 양반이 변장까지 하고 나오니 그 상황이 재미있어서 웃을 수도 있다. 하지만 이유야 어찌 됐건 실소도, 박장대소도, 그저 미소만 지어도 근육을 풀어주고 심신을 이완시킨다면 할 만하지 않은가? 나 역시 집에 돌아갈 때면 그 상황을 떠올리며 혼자 웃는다. 환자들을 돌보며 내 건강도 지킬 수 있으니 다행스러운 일이다.

평소 무표정하고 감정을 드러내지 않는 성격이라면 매일 아침, 저녁 거울을 보며 거울 속 나에게 긍정적인 말을 건네보자. "너 참 예쁘다" "오늘도 수고 많았어"처럼 나를 긍정하는 말을 건네며 웃음 짓는 연습을 하면 좀 더 나은 오늘과 내일을 만들어갈 수 있다. 즐거움이 없고 웃을 일이 없을 때도 이 연습을 꾸준히 하다 보면 스트레스가 주는 신체적 이상 반응을 잘 이겨낼 수 있을 것이다.

힘든 일이 있고 속상할 때도 웃어넘기는 연습이 기분 전환에 효과적이다. 너무 피곤해서 아무것도 하기 싫은 순간에 "아, 피곤하다! 하하하!", 속상한 일이 있을 때 "정말 열 받네, 하하하!" 하며 일부러 큰소리를 내고 웃는 방법이다. 앞에서 여러 번 강조했듯이 우리 몸은 즐거워서 웃는 것과 억지로 웃는 소리만 내는 것을 구분하지 못한다. '후훗' 하고 짧게 웃는 것보다 15초 이상 길게, 큰소리로 '하하하하' 웃는 편이 더 효과가 크다.

다시 한 번 강조하지만 웃음도 훈련이다. 머쓱해서 웃음 연습에 집중하기 어려울 때는 활짝 웃고 있는 사진을 컴퓨터 폴더 안에 모아두고 컴퓨터를 켤 때마다 그 사진들을 보며 웃는 모습을 흉내 내보자. 그런 식으로 소극적인 웃음을 적극적인 웃음으로 전환하다 보면 어느 순간 평소 자주 웃는 자신을 발견할 수 있을 것이다.

내가 치료하던 한 환자 가운데 은행 지점장으로 오래 근무한 사람이 있었다. 고객 응대로 늘 긴장하느라 웃음기를 잃었는데 어느 날 암 진단을 받았다. 하지만 웃음 처방을 따라 운전하기 전에 차 안에서 항상 10분 동안 큰소리로 웃는 연습을 시작했고 시간이 흐르면서 마음에 여유를 찾았다는 대답을 들었다. 덕분에 현재 면역 치료를 꾸준히 받으며 여전히 직장 생활을 이어가고 있고, 이 웃음 효과를 몸소 체험했기에 이제는 진료 대기실에 앉아서도 다른 환자들에게 웃는 법을 전수하곤 한다.

웃음은 이렇게 전염 효과도 있다. 내가 웃으면 나로 끝나는 게 아니라 옆사람, 그 옆사람까지도 함께 웃을 수 있게 된다. 직장

내에서도 평소 잘 웃거나 농담을 잘하는 사람을 마주치면 따라 웃게 되지 않는가? 큰소리로 인사하고 자연스럽게 웃는 연습, 때로는 코믹한 연극이나 영화의 도움을 얻어서라도 자주 웃는 습관을 익히기를 권한다.

울어야 산다

눈물은 마음의 독소를 없애는 해독제다. "눈물조차 메말랐다"라는 말을 하는 사람들도 있는데, 그 사람은 그만큼 사는 것이 팍팍하다는 얘기일 것이다. 그럴수록 우리는 가끔 소리 내 울 필요가 있다. 하지만 "괜히 왜 웁니까?" "슬픈 일이 있어야 우는 것 아닙니까?"라고 반문하는 사람들도 있다. 사람들은 누구나 마음속 깊은 곳에 외면했던 감정이 숨어 있는데, 이 사실을 잘 모르기 때문에 의아해하는 것이다.

마음속에는 불평, 불만, 시기, 미움, 질투, 슬픔, 화, 분노, 저주, 증오, 혐오와 같은 감정들이 밖으로 배출되지 못한 채 잔뜩 쌓여 있다. 이처럼 켜켜이 쌓인 감정들은 몸을 해치는 독소를 만들어 낸다. 이 독소가 몸의 생기를 빼앗고 질병을 싹틔운다. 어느 날 갑자기 찾아온 질병이나 통증을 외면적으로 치료하기보다 마음

속에 어떤 해로운 감정이 있는지 살펴야 하는 이유가 바로 이 때문이다.

노스캐롤라이나대학교의 한 교수는 재학 중인 의대생을 대상으로 분노와 죽음의 관계를 연구했다. 적대감이 높은 그룹과 낮은 그룹을 정하고 25년이 지나 그들이 오십 대가 되었을 때 사망률을 조사해보니 적대감이 높았던 그룹이 낮았던 그룹보다 7배 이상 사망률이 높았다. 심장 질환을 보인 대상자도 5배나 많았다. 분노와 죽음의 상관성을 명확하게 보여준 연구였다.

실제로 암 환자들의 얘기를 들어보면 고부 갈등, 남편의 외도, 배우자의 투병, 가족 간의 불화, 자녀들의 반항, 사업 실패 등으로 오랫동안 부정적인 감정을 키워온 경우가 많다. 이때 아픈 마음의 독소들을 해독해주는 역할이 바로 눈물이다. 눈물은 마음의 응어리를 풀어 감정을 순화시키고 몸을 이완시키는 데 무척 효과적이다. 암 환자들을 대상으로 일주일 단위로 9~10회 정도 눈물 치료를 실시했더니, 6개월 시한부 선고를 받은 말기 암 환자가 3년 넘게 생명을 유지한 경우도 있었다.

성인들의 우는 행동을 연구한 마거릿 크르포 박사는 "자주 울고 눈물에 대해 긍정적인 자세를 가진 사람들은 아예 울지 않거나 눈물을 멸시하는 사람들보다 정서적으로나 신체적으로 건강하다"는 결론을 발표했다. 비틀스 멤버였던 존 레넌이 프라이멀 요법 센터에서 눈물로 정신적 문제를 이겨냈다는 것 또한 잘 알려진 사실이다. 현재 미국에서 심리 치료에 가장 광범위하게 사용되는 프라이멀 요법Primal Therapy*은 인간이 태어난 직후부터 쭉 받아 온 상처를 어루만지기 위해 감정의 초기 단계인 유아기로 돌아가게 하는 치료다. 그 과정 중 수단으로 택한 것이 울음이었다.

눈물에는 여러 종류가 있다. 가령 양파를 깔 때처럼 외부 자극으로 감정 없이 흘리는 눈물이 있는가 하면, 슬프거나 기쁠 때 흘리는 감정 섞인 눈물이 있다. 그중 감정이 섞인 눈물은 불안과 통증을 줄이는 효과가 꽤 큰 편이다. 실제로 실컷 울고 나면 후련해지는 기분을 느낄 수 있다. 하지만 어른이 되면 자녀나 배우자, 타인을 의식하는 강도가 높아져 울고 싶어도 눈물을 참는 경우가 대다수다. 그러면 진짜 필요할 때 감정이 둔해져 눈물이 나오지 않게 된다. 이럴 때는 슬픈 영화를 보면서 속 시원히 울어 보길 추천한다.

---

* 상담 기법 중 하나로 일차적 치료, 원시 치료라고도 부른다. 의사는 환자가 원초적인 감정 즉, 아동기의 정서를 재경험할 수 있도록 극적인 수단을 활용해 감정을 자극한다. 그로 인해 절규, 비명, 눈물, 호소 등의 반응이 표출된다.

감정이 담긴 눈물에는 카테콜아민* 이 많이 들어 있는 것으로 확인됐다. 카테콜아민은 우리가 스트레스를 받을 때 몸속에서 분비되는 호르몬을 총칭한다. 스트레스를 반복적으로 받을 때는 혈중 콜레스테롤 수치를 높이고 소화기 질환과 관상동맥 협착 등을 일으킨다. 눈물에 카테콜아민 성분이 다량으로 들어 있다는 것은 몸속에서 생성된 카테콜아민을 눈물과 함께 배출했다는 의미이기도 하다.

결국 인체는 눈물을 흘려야 스트레스 호르몬을 몸 밖으로 내보낼 수 있고, 그 과정으로 다시 안정감을 얻고 후련한 기분을 느끼게 된다. 속상한 일 때문에 한바탕 눈물을 흘리고 나면 스르르 잠이 드는 것, 슬픈 영화를 보며 눈물을 흘리면 개운해지는 것이 당연한 신진대사였던 셈이다. 눈물을 흘리면 면역 글로불린G** 같은 항체가 2배 이상 늘어나 암세포 증식을 억제하거나 유해 세포 수 자체를 감소시키기도 한다.

이 외에도 눈물을 흘릴 때 몸은 다양한 이유로 바빠진다. 심혈관계 순환기에서는 심장 박동이 증가해서 혈액 순환이 원활해

---

* 도파민, 아드레날린처럼 아미노산 타이로신에 의해 분비되는 모든 호르몬을 의미한다.

** 바이러스, 세균, 곰팡이 등의 병원균과 결합해 면역 반응을 일으키는 글로불린.

지고 빨라진다. 자연히 핏속에 있는 산소와 영양분의 순환에도 속도가 붙어 몸 구석구석까지 빠르게 전달된다. 또한 호흡기에서도 횡격막 운동이 일어나면서 폐활량이 증가해 더 많은 산소를 받아들일 수 있고, 호흡량도 늘어난다.

면역계에서는 림프의 순환이 촉진되어 면역 체계가 안정을 찾고 결국 면역력이 높아진다. 소화기계 역시 원활하게 움직여서 소화력이 좋아진다. 웃음처럼 눈물을 흘릴 때도 근육 운동의 효과가 나타나 뺨의 근육이나 잘 안 쓰던 다른 근육을 사용하게 된다. 심지어 목 놓아 울면 복근 운동, 장 운동 효과까지 기대할 수 있으며 실제로 신진대사율이 높아진다.

눈물이 우리 몸과 마음을 치유해준다 해도 눈물을 흘리지 못하는 사람들이 더 많다. 감동에 인색하고 감정이 메마른 탓이다. 솔직한 감정을 드러내기에는 세상이 너무 각박하고 너나없이 모두 바쁜 탓도 있다. 더구나 우리나라 사람들은 어렸을 때부터 눈물을 흘리는 행동에 많은 제약을 받아왔다. 눈물을 보이는 게 나약함, 약함으로 인식되기 때문이다. 특히 남자가 눈물을 흘리는 것을 거의 수치와도 가깝게 여긴다. 그래서 남자들은 더욱 울지 못하고 속으로 병을 만든다. 얼핏 남자가 여자보다 눈물이 적을 것 같지만 그건 선입견에 불과하다. 눈의 구조로만 봐도 여자는 눈물길이 좁아 몸속으로 흐르지 못해 밖으로 흘러나오는 것일 뿐이다. 이런 사회적 제약이 결국 남자들을 눈물, 감성과 거리가 먼 존재로 만들었다. 어떤 학자들은 남자가 여자보다 평균 수명이 짧은 이유가 울지 못해서라고 발표하기도 했다.

울지 못하는 것은 병이라고 할 수 있다. 몸의 병보다 더 크고 무서운 병인 셈이다. 작고 사소한 일에도 마음을 다해 진정으로 받아들이는 자세가 필요하다. 진심으로 상대의 감정에 이입하고 공감하다 보면 결국 마음이 움직여 눈물이 흘러내릴 것이다. 그 눈물이 우리를 건강하게 함을 잊지 말자.

눈물도 웃음처럼 연습하면 더 잘 울 수 있다. 연기자들이 어떤 대사를 읊을 때 눈물이 흐르는 그런 차원이 아니라 감정의 폭이 그만큼 깊어져 속마음에 솔직하게 반응할 수 있게 되는 것이다. 그러니 울음 치료를 받아야 할 경우가 생긴다면 마음을 활짝 여는 연습부터 시작해야 한다. 마지막으로 운 게 언제였나 생각하는 시간도 눈물을 유도하는 한 가지 방법이다. 체면이나 주변 사람들의 시선, 자존심 같은 것은 잠시 내려놓자. 처음부터 작정하고 울기 힘들다면 문학적 울음 치료 방식이 도움이 된다. 슬픈 책이나 영화를 보며 슬픈 기분을 떠올리는 것이다. 개인적으로 아프리카 남수단을 배경으로 한 다큐멘터리 영화 〈울지마 톤즈〉

를 보며 많이 울었다. 신앙과 믿음이 있다면 기도를 하면서 울 수도 있다.

울음 치료에는 '울음 7무(무조건, 무차별, 무시로, 무수히, 무릎으로, 무엇보다, 무안을 당해도 울기)'라는 원칙이 있다. 화가 나도 울고, 울컥해도 참지 말고 울어보는 것이다. 울 때는 소리를 지르든 가슴을 치든 상관없다. 아무 때나 시간을 따지지 말고 기회가 있을 때마다 울고, 하루에 몇 번이 되었든 눈물이 나오면 나오는 대로 울어보자. 무릎을 꿇고 울면 남의 잘못이 아닌, 내 잘못이 더 생각나서 겸손한 눈물을 흘릴 수 있다. 눈물이 터지면 주변 사람들을 의식하지 않고 내 울음에 집중하는 것도 꼭 필요한 자세다. 우는 것이 심신을 위로하는 가장 손쉬운 방법임을 잊지 말자.

다만 명심해야 할 것은 처음에는 서러운 울음으로 시작했더라도 나중에는 긍정적인 울음으로 바뀌어야 한다. 기쁨의 눈물이 슬픔의 눈물보다 건강 증진에 더 효과적이기 때문이다. 역할과 기능 면에서 볼 때 웃음을 파도에 비유한다면 눈물은 해일, 쓰나미와 같다. 울어야 할 때 울지 않으면 결국 다른 장기가 눈물을 흘리게 된다.

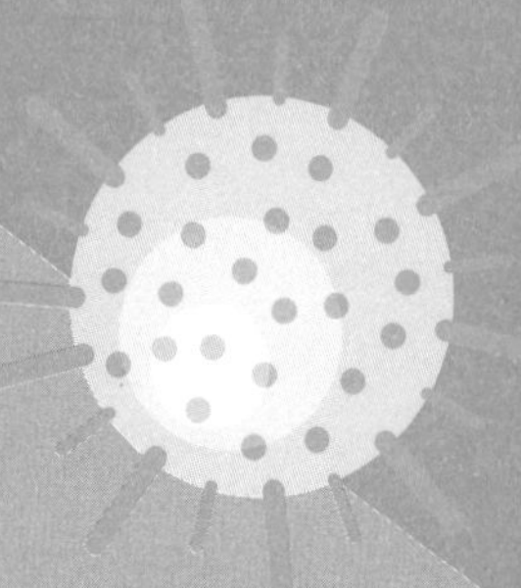

부록

팬데믹 시대의 면역 관리 (노인편)

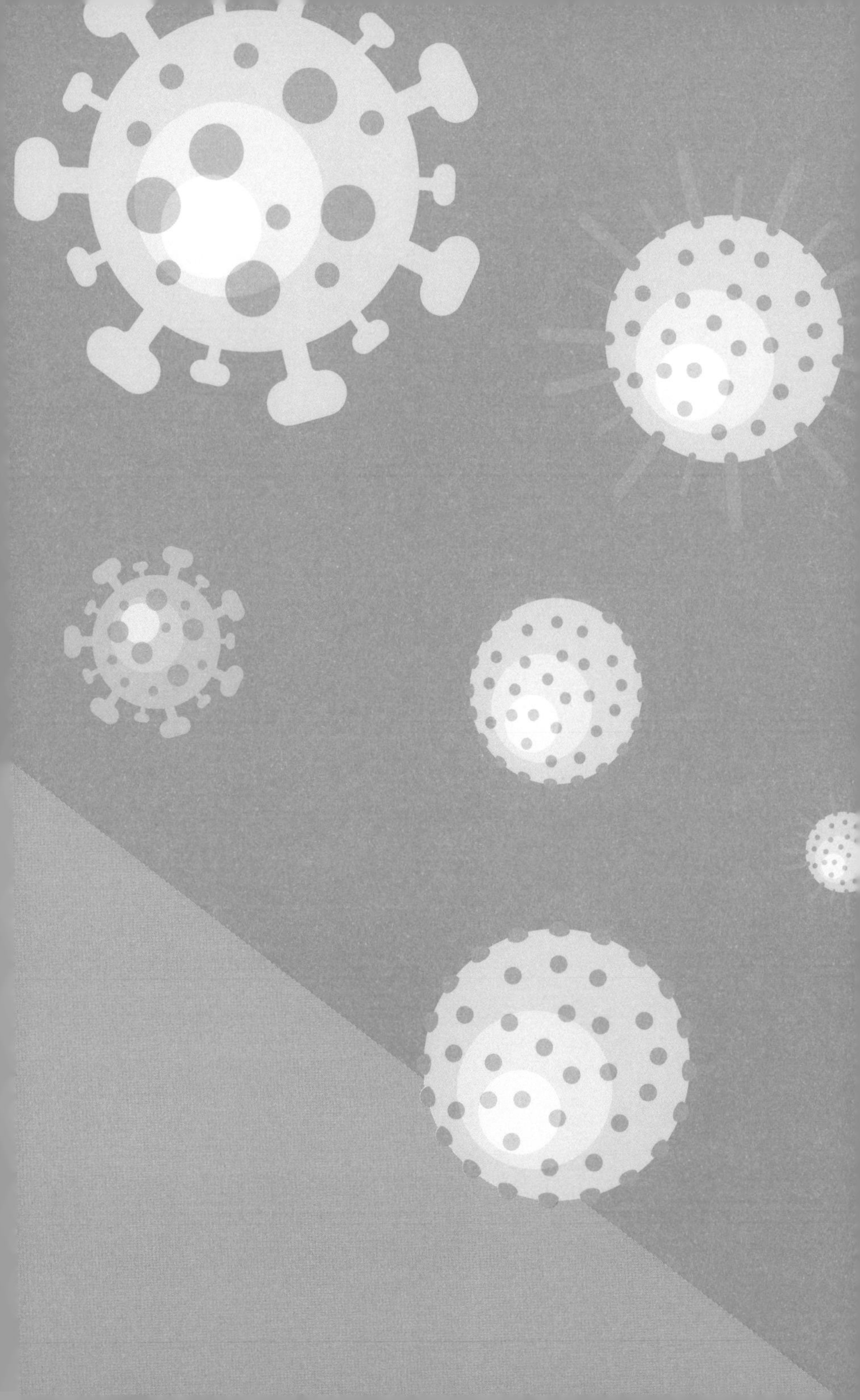

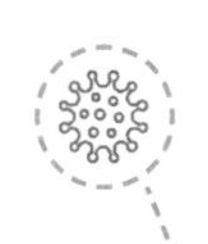

면역 취약 계층을 위한 면역 강의

나이가 들면 면역력이 떨어지는 것은 당연하다. 그렇지만 나이가 든다고 누구나 다 면역력이 떨어지지는 않는다. 우리나라 요즘 노인들은 인생은 60부터라고 말하는데, 예전과 비교하면 정말로 60세 노인은 꽤 정정한 편이다. 기력이나 체력이 조금 떨어질 수는 있지만, 노력에 따라 한창 때 못지않은 체력을 보여주는 경우도 많이 늘었다. 자신을 잘 관리한 60세 이상의 어른을 '노인'이라 칭하기도 어색하다. 이제 노인 연령대를 65세에서 70세로 상향 조정해야 하는 게 아닐까 싶은 생각도 든다.

현재 한국은 OECD 국가 중에서 경제력이 세계 11위, 국민소

득은 3만 불 정도 수준으로 선진국 반열에 올랐다. 이번 코로나19 팬데믹 상황에서는 높은 방역 수준을 보여줬고 2020년 도쿄 올림픽을 통해 보았듯이 한국인들의 체격 조건도 서양인에 뒤지지 않을 정도로 좋아졌다. 전반적인 의료 시설이나 수준, 건강보험으로 인한 기본 의료 혜택도 우수한 편이다. 식생활 개선과 경제 성장, 의식 수준의 향상도 지금의 건강한 노인 사회를 형성하는 데 크게 기여했을 것이라 본다.

이런 상황에서 가장 먼저 생각해야 할 미래 문제는 고령화다. 수명은 점점 늘어날 텐데 높은 비율을 차지하고 있는 노인들이 온전히 건강하지 않다면 사회는 혼란을 겪게 될 것이다. 백세 건강 시대라는 말이 등장했듯이 수명이 늘어난 현상에 대비할 방법이 필요하다. 가능한 한 오래오래 건강할 것, 노화로 찾아오는 당뇨, 고혈압, 만성 질환, 치매, 암과 같은 생활 습관병에 걸리지 않도록 몸과 마음을 관리하는 것뿐이다.

노령화가 본격적으로 시작되면서 우리나라도 일본처럼 요양병원이나 요양원 시설이 지난 몇십 년 사이에 급격하게 생겨났다. 하지만 여생을 전문 복지 시설에서 지내야 한다고 생각하면 그것만큼 힘든 일도 없을 것이다. 자유롭게 외출할 수 있는 것도 아니고 지금껏 관계를 형성해온 사람들과 떨어져서 고립된 채

지내야 하니 말이다. 가족과 함께 웃으며 행복하고 건강하게 살기 위해서는 60세 전후부터 준비를 시작하는 게 바람직하다.

하나, 영양 불균형 상태 해결

노인 건강 상태가 떨어지는 원인을 분석한 결과 가장 큰 비중은 식욕 부진과 영양 불균형이었다. 65세 이후부터 우리 인체는 노화로 인해 기초 대사량이 떨어지고 에너지 요구량도 감소한다. 게다가 후각, 미각, 시각 같은 감각도 둔해져서 자연스럽게 식욕 부진이 온다. 그런 이유로 음식을 잘 챙겨 먹지 않게 되면 머지않아 영양 불균형 상태에 놓인다. 경제적으로 풍요롭고 맛있는 음식이 널려 있어도 노인 인구가 겪는 상황은 비슷하다. 이 문제를 해결할 수 있는 대안은 좋은 친구를 사귀는 것이다. 배우자가 그 역할을 해주면 가장 좋다. 함께 식사하고 가벼운 산책을 할 수 있는 사이, 서로를 챙겨주는 관계가 필요하다.

둘, 치아 관리가 그 어느 때보다 중요

노년기 영양 불균형을 가져오는 또 다른 원인은 나빠

진 치아 상태다. 특히 어금니가 빠지면 저작 효율을 25~30% 정도 떨어뜨려 음식을 제대로 씹지 못해 영양 흡수율도 그만큼 떨어진다. 그러니 치아가 보내는 신호를 그때그때 신경 써야 한다. 하루 세 번 양치와 치석 관리는 기본이다. 양치질할 때는 손에 힘을 쥐고 닦기보다 연필은 쥐듯 가볍게 칫솔을 잡고 치아의 모든 면을 골고루 닦아준다. 절대로 세게 박박 닦을 필요가 없음을 명심하자. 이미 틀니를 사용하고 있다면 식후, 잠들 때는 반드시 빼고 틀니 위생에도 신경 쓴다. 양치질하거나 물을 마실 때 찌릿한 통증이 느껴지면 즉시 치과를 찾아가길 권한다.

셋, 독립을 뒷받침할 일과 경제력

그다음으로 뒷받침돼야 할 부분은 독립적으로 생활할 수 있는 경제력과 일이다. 연령 제한으로 은퇴했다 하더라도 보람을 갖고 할 수 있는 소일거리가 반드시 있어야 한다. 새로운 배움에 도전하고 나와 다른 연령대의 사람들과 교제하며 집중해 일할 수 있다면 잃었던 의욕이 되살아나며 입맛도 어느 정도 회복된다. 다만 노인은 체력의 한계가 있기에 지나친 목표는 애초에 설정하지 않는 편이 더 낫다.

넷, 스트레스 조절에 꼭 필요한 취미

운동, 음악, 미술 등의 취미는 만고불변의 진리다. 건전한 취미는 스트레스 해소에 도움이 되고 뇌 활동을 돕는다. 기억력이 떨어지고 건망증이 심해졌다면 더더욱 자신에게 맞는 취미를 찾아야 한다. 특히 치매 전 단계인 경도 인지 장애를 앓고 있다면 악화하지 않도록 관리하는 것이 중요하다. 의사들은 치매 위험군인 노인에게 자전거 타기나 조깅 같은 유산소 운동과 함께 뇌 활동을 높일 수 있는 텃밭 가꾸기, 새로운 배움(컴퓨터 게임, 수공예 혹은 새로운 기술 등), 음악·미술 치료 등을 권한다.

다섯, 노인 불면증 해결하기

노인이 되면 잠이 줄어든다고들 한다. 실제로 늦게까지 잠이 오지 않고 새벽에 일찍 눈에 떠져서 멍하니 앉아 있는 시간도 늘어난다. 이는 노년기에 생체 리듬이 바뀌기 때문이다. 수면과 각성 상태의 리듬이 달라지면서 깊은 수면 단계로 넘어가는 데 오랜 시간이 걸리고, 선잠이라 불리는 렘 수면 기간이 더 늘어난다. 그래서 수면 시간이 4시간 정도로 줄어드는 경우가 많은데 아무리 적게 자도 6시간 정도는 잠을 자야 면역계가 유지될 수 있다. 수면 시간을 확보하기 가장 좋은 방법은 낮잠을 피하는 것이다. 밤잠을 제대로 자지 못해 꼭 낮잠을 자야 한다는 노인들이 있다면 이 습관부터 버리라고 말하고 싶다. 수면 장애가 중증도 이상일 경우 정신 질환, 내과 질환 발병률이 높아지고, 그로 인해 삶의 질이 크게 떨어질 수 있음을 명심하자.

여섯, 나를 기록하는 시간

매일 규칙적으로 시간을 떼어 일기를 써보길 추천한다. 글을 쓰는 과정이 부담스럽다면 책에서 읽은 좋은 구절을 적거나 묵상하다가 와 닿은 성경 구절을 기록해두는 것도 괜찮다. 사실 노인이 되었을 때 기억력이 떨어지는 현상도 있지만 꼼꼼하게 무언가를 챙기지 않아서 놓치는 경우도 많다. 자주 메모하는 습관을 들이면 사유하는 시간도 늘어나 뇌를 충분히 쉬게 할 수 있다.

일곱, 귀찮아도 주기적으로! 건강 검진

주기적으로 건강 검진을 받는 것도 빼놓지 말아야 할 좋은 습관이다. 병원을 정하고 한 달에 한 번 방문해 진료를 받는 방법도 괜찮다. 두통이나 식욕 저하, 작은 통증 같은 증상이 큰 병을 불러올 수도 있기 때문이다. 조심해서 나쁠 것은 없다.

여덟, 목욕으로 심신 이완

노인들의 고민 중 하나가 피부에서 나는 냄새다. 이는 피지 속 지방이 산화되면서 알데하이드 계열 물질을 만들어내기 때문이다. 이 성분이 모공에 쌓이면 이상한 체취가 발생한다. 피부를 잘 관리하는 것도 방법이지만 그보다 노폐물을 제거하기 가장 좋은 방법은 목욕이다. 너무 뜨겁지 않은 따뜻한 물에 아로마오일과 같은 좋은 향기 성분을 넣어 반신욕을 하면 향기가 기분을 전환해주고 노폐물도 제거할 수 있다. 목욕 후 미지근한 물을 충분히 마시는 것도 잊지 말자. 또한 기름진 음식을 삼가고 과일·채소를 많이 섭취하는 것, 햇볕을 충분히 쬐는 것으로도 냄새를 어느 정도 개선할 수 있다.

아로마 오일의 기대 효과

캐모마일	진정 효과, 수면 촉진, 항박테리아, 통증 완화
라벤더	진정 효과, 수면 촉진, 일반적인 피부 질환과 피로 완화
에키나시아	면역력 강화
제라늄	피부 영양, 상처와 화상 회복
헤이플라워	알레르기 반응 완화
유칼립투스	항생 효과, 변비 해소
생강	혈액 순환 촉진, 체온 상승
귤 껍질	피로 완화, 통증 완화, 체온 상승
장미	스트레스·긴장·불안·초조함 완화
바질	우울감 완화

아홉, 신앙 생활과 명상

명상과 신앙 생활이 건강 수준을 높이고 앓고 있는 질환의 증상을 어느 정도 완화한다는 연구 결과는 너무나도 많다. 특히 노년기 우울증을 앓고 있는 경우에 추천할 만하다. 노년기를 맞이하면 대개 신체적, 정신적, 사회적으로 자기 역할을 상실해 불안과 우울, 침체를 경험하게 되는데, 신앙 생활과 꾸준한 명상은 심리적 안정을 가져온다는 것이다. 이 과정은 노인들의 삶의 태도를 변화시키고 자아 만족감을 높이는 것으로 밝혀졌다. 삶과 죽음에 대한 이해도도 높아져서 남은 날들을 어떻게 보내야 좋을지에 더 집중하게 된다는 보고도 있다. 신앙 생활과 더불어 봉사, 나눔 활동에 참여하는 것도 효과적이다.

열, 부정적인 말 대신 긍정적인 말

부정적인 말, 불평하는 말 대신 상황을 긍정하고 다른 사람을 축복하는 말을 주로 하려고 노력하자. 단순히 세상을 좋게 바라보고 긍정적으로 생각하라는 차원이 아니다. 긍정적인 표현을 고민하는 과정 중에 표현력이 되살아나 다양한 감정 기전이 반응을 일으키기 때문이다. 자주 웃으면 건강해지는 것처럼 긍정적인 말 습관도 비슷한 결과를 낳는다. 무엇보다 이렇게 긍정적으로 말하는 연습을 꾸준히 하다 보면 세대 간 갈등을 낳는 훈수 두기, 남을 가르치려는 말 등을 자연스럽게 삼가게 된다. 내가 오래 살았으니 내 생각이 옳다는 생각을 버리고 매사 다른 사람을 더 이해하고 포용하려는 자세를 갖는 게 중요하다.

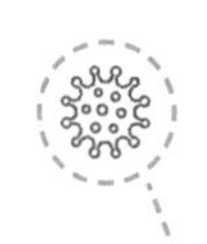

집단 면역이 더 중요한 요양 시설

개인 면역을 어느 정도 챙길 수 있게 되었다면 그다음은 공존하는 사람들과 함께 건강해지는 것이다. 이때 가장 필요한 부분은 집단 면역이다. 특히 초고령 사회로 요양 시설을 이용하는 노인 비중이 급격히 늘어난 요즘 같은 시대에는 더욱 그렇다. 그래서 코로나19 바이러스 유행이 시작된 이후 요양 시설 집단 감염 뉴스는 끊이지 않고 등장한다.

집단 면역이란 면역력을 가진 다수가 면역력이 약한 나머지 소수를 보호한다는 원리다. 개인이 감염증에 노출돼 자연스럽게 그 병을 극복하게 되면 면역이 형성된다. 혹은 우리가 백신을 접종하면 주사를 맞은 인원 중 90% 정도는 인체 내에 항체가 생겨난다. 시간이 지나면서 면역력이 약해진다고 가정하면 집단 면역력은 70% 정도다. 이 말은 열 명 중 일곱은 면역을 갖추고 있고, 나머지 세 명은 감염 가능성이 있다는 의미다. 하지만 감염 위험이 있는 세 명은 면역을 이미 갖춘 사람들 덕분에 감염 확률이 매우 낮아진다. 이게 집단 면역력이 중요한 이유다.

이런 이유로 우리나라 방역 당국은 면역 취약 계층인 65세 노인들을 백신 접종 우선 대상자로 분류했다. 요양 시설과 관계자는 빠르게 백신 접종을 시작했지만 안타깝게도 현재 변이 바이러스가 기승을 부리면서 다시 요양 시설 돌파 감염이 큰 문제가 되고 있다. 이런 현상이 일어나는 이유는 노인의 경우 면역 상태가 취약해 백신 접종을 해도 항체가 충분히 생기지 않을 수 있고 면역 효과도 빨리 떨어지기 때문이다. 이렇게 면역력이 약한 노인들이 밀집해 있으면 집단 면역력을 높이는 게 현실적으로 쉽지 않다.

이런 현상을 막기 위해 현재 우리에게 가장 필요한 부분은 지속 가능한 구조를 갖춘 노인 보건 복지 체계다. 한국 사회는 이미 초고령 사회를 맞이했고 노후에 기거할 공간으로 시설을 택하는 비율도 높아졌다. 그렇다면 노후 문제를 가족이 아닌 사회

노인 전문 시설의 현재 상태

- 병상 수는 과잉인데, 의료 시스템 미흡
- 전문 의료 인력보다 비의료 인력 비중이 높음
- 노인 학대 및 방치로 건강 상태 악화
- 노인 전문 병원, 요양병원, 치매 요양병원, 요양원 등 용어와 개념 정립이 안 된 상태
- 노인 의료 복지 시설 및 운영 기준은 보건 복지 가족부령으로 정하는데, 노인 전문 병원의 기준은 따로 없음
- 감염 예방 및 치료 활동의 가이드가 모호한 상태

에 맡기는 상황이 되는 것인데, 아직 현실적인 복지 문제가 미흡하다.

우선 수요와 비교했을 때 시설 공급이 과잉 상태다. 우리나라 요양병원의 병상 수는 최근 10년 사이 무료 2.5~3배 이상으로 증가(일변 병원의 병상 수는 감소)했다. 하지만 실질적인 의료 서비스 질은 증가를 따라가지 못하는 중이다. 이렇게 시스템을 갖추지 않고 병상 수만 과도하게 늘리다 보면 결국 불필요한 입원 환자가 증가한다. 의학적으로 의료 및 치료의 필요성이 없는 환자임에도 장기간 입원하는 현상이 발생하는 것이다.

환자를 수용하기 위해 병상 수만 늘렸기에 공간은 더 비좁아진다. 여기에 인력을 최소한으로 꾸려 법적 기준만 충족하고 병

원 운영을 시작한다고 가정해보자. 과잉 병상과 좁은 시설, 미흡한 의료 서비스가 만나면 어떻게 될까? 노인들은 크게 아픈 곳이 없는데도 창살 없는 병실에서 점점 병들어가게 되는 것이다.

의료 인력보다 비의료 인력의 비중이 높은 것도 문제다. 그로 인해 간호의 질이 떨어져 환자의 몸 상태가 더 나빠질 수 있다. 특히 거동이 불편한 노인들의 경우 욕창이 발생하기 쉬우며, 욕창이 중증 이상 단계로 심해지면 영양 상태, 면역 상태도 크게 떨어져 세균 감염, 골수염, 세포암 등 다양한 합병증이 생길 수도 있다.

그렇다면 노인 면역을 높이는 데 가장 큰 효과를 발휘하는 게 무엇일까? 바로 가족들의 지지다. 꼭 함께 살고 직접 수발을 들지 않더라도 자녀, 손주들을 자주 만나고 웃으며 식사하는 시간을 갖는 것만으로도 노인의 삶은 아주 풍요로워진다.

그런데 안타깝게도 코로나19 팬데믹은 장기 요양 시설에 입원한 노인들의 마음에도 큰 상처를 남겼다. 국가 차원에서 요양 시설 면회를 제한하면서 노인들은 자녀들에게 버림받았다는 인식을 받게 됐다. 그래서 나는 앞으로 또 찾아올지 모를 비대면 사회에 걸맞은 장기 요양 시설의 면회 정책이 필요하다는 생각이 들었다. 사회와 접촉할 기회, 가족과 면회할 기회를 화상 통화, 비대면 면접 형태로라도 늘리자는 것이다. 이와 함께 감염증 예방 교육 및 체계를 잘 확립할 수 있기를 바란다.

마치는 글

암세포와 싸우듯 바이러스와 대항하라

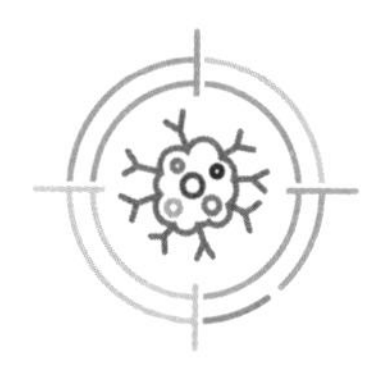

지구상 모든 국가 및 사람들이 현재 코로나19 바이러스로 한 번도 겪지 못한 팬데믹 상황에 놓여 있습니다. 세계 전체가 혼란에 혼란을 거듭하고 심지어 공포로 떨고 있습니다. 코로나19 바이러스는 세계인들의 시간과 일상을 멈추게 했습니다. 모두 죽음과 감염에 대한 공포를 느끼며 하루하루를 보내고 있습니다.

저는 이 모습을 보며 암 진단을 받은 환자들의 표정이 떠올랐습니다. 그 상황을 맞이했을 때 환자의 눈동자는 두려움으로 흔들리곤 합니다. 백신에 기대하는 마음으로 다들 접종에 동의하고 있지만 언제 마스크를 벗을 수 있을지는 장담할 수 없는 상황입니다.

“왜 내가 확진자가 되었을까요?” “왜 내가 암에 걸렸을까요?”

이 두 가지 질문은 너무도 닮았습니다. 오늘도 어딘가에서 암과 투병하는 환자들이 계속 생겨나고 있는 것처럼 코로나19와의 전쟁도 아직 여정이 깁니다. 개인위생과 일상 면역을 높이며 현재에 충실하는 것 말고는 달리 방법이 없습니다. 암 치료에는 왕도가 없지만, 정석은 분명히 있습니다. 바이러스도 마찬가지입니다. 저는 이 책을 읽은 여러분이 그 정석을 따라 차근차근 일상 속 나쁜 습관들을 개선해나가길 간절히 바랍니다. 그 시간이 쌓이면 분명 몸과 마음이 모두 회복되어 웃을 수 있는 날이 올 겁니다.

‘신중하게 일한다면 두려움은 없다’고 윌리엄 셰익스피어는 이야기했습니다. 우리가 코로나19 바이러스와 같은 전염병 앞에서 지혜롭게 대처한다면 불안과 공포는 내려놓아도 좋습니다. 우리 몸에 주변 환경을 이겨낼 면역력이 이미 DNA로서 존재한다는 사실을 절대 잊지 마세요. 면역력을 높이면 그 어떤 바이러스도, 암세포도 이겨낼 수 있습니다.

끝으로 책이 나오기까지 수고해주신 비타북스 임호준 대표님과 담당 편집자 박햇님 과장님, 늘 마음을 다해 환자들을 돌보고

의사의 일을 천직으로 여기며 살아가는 사랑하는 제자들과 존경하는 선생님들, 사랑하는 동역자들과 JPT 팀 전원에게 감사를 전하고 싶습니다.

또한 사랑하는 아내와 고마운 두 아들 창엽이, 성엽이, 살아 계실 때 언제나 바른 가르침을 주시고 저를 위해 기도해주신 부모님, 늘 격려해주시는 장인어른, 장모님께도 존경과 사랑을 표합니다. 한없는 은혜와 평강으로 제게 맡겨주신 환자들과 그 가족들을 치유하시고 제게도 언제나 용기 주시는 주님께 영광 올립니다.

이병욱

면역 습관

펴낸날 초판 1쇄 2021년 9월 10일

지은이 이병욱

펴낸이 임호준
출판 팀장 정영주
책임 편집 박햇님 | **편집** 김유진 이상미
디자인 유채민 | **마케팅** 길보민
경영지원 나은혜 박석호 | **IT 운영팀** 표형원 이용직 김준홍 권지선

인쇄 상식문화

펴낸곳 비타북스 | **발행처** (주)헬스조선 | **출판등록** 제2-4324호 2006년 1월 12일
주소 서울특별시 중구 세종대로 21길 30 | **전화** (02) 724-7633 | **팩스** (02) 722-9339
포스트 post.naver.com/vita_books | **블로그** blog.naver.com/vita_books | **인스타그램** @vitabooks_official

ISBN 979-11-5846-361-8 13510